重返
年輕肌力

MIKKO

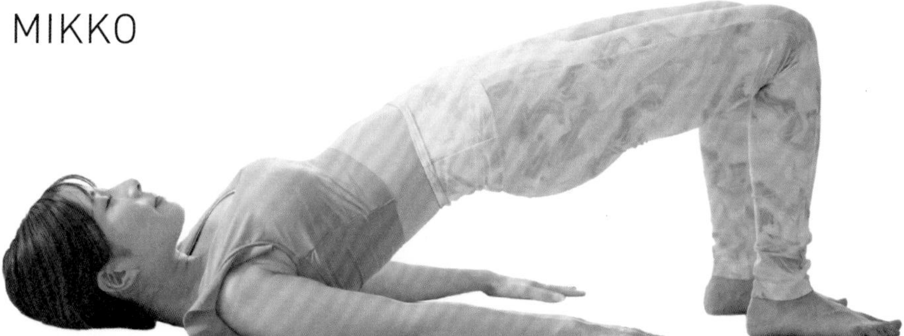

楓 葉 社

你是不是也覺得，漏尿是難以啟齒的問題呢？

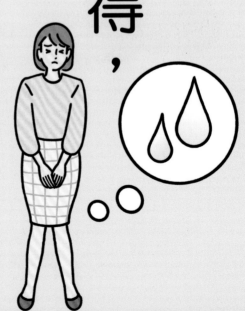

還是說，
你覺得**漏尿**
永遠都治不好呢？

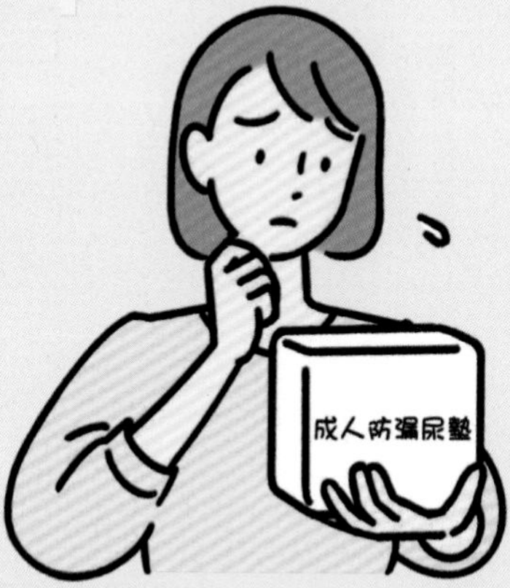

我好想告訴大家，

這真的是

天大的誤會啊！

所以在本書裡，

整理了許多能夠改善漏尿的「預防訓練」。

護理師兼個人教練
ＭＩＫＫＯ老師

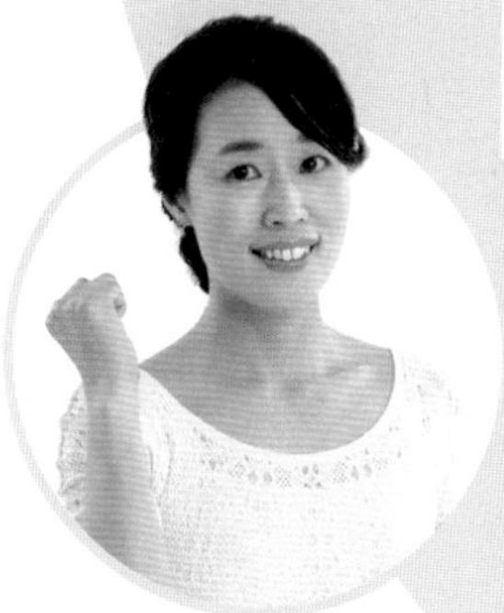

不是只有妳才有這個煩惱！

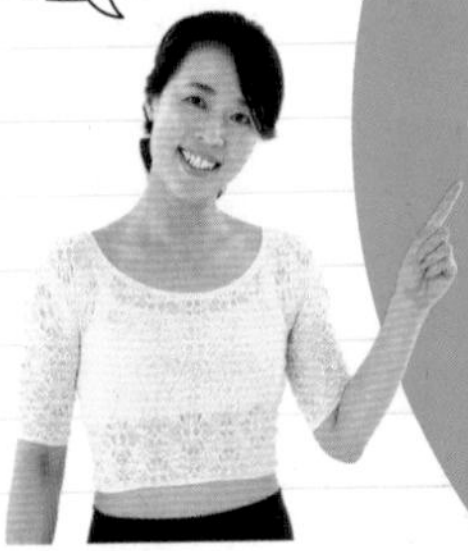

漏尿的真相❶

其實有六成以上的女性[※1]都有漏尿的經驗！

Q1 是否有過漏尿的經驗？

（以40000人為調查對象）

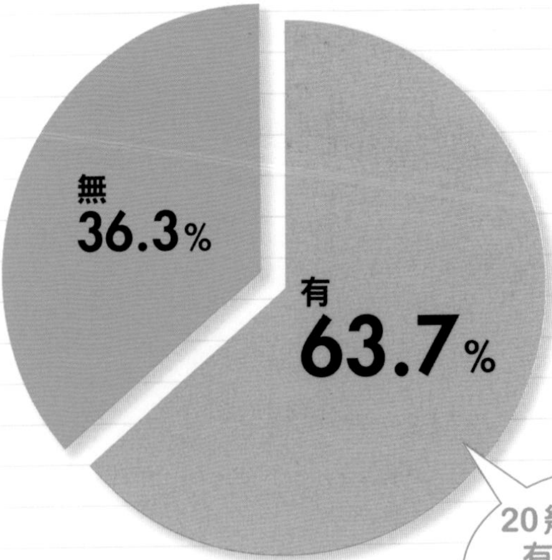

20幾歲女性中，有漏尿經驗的比例也高達57.1%喔！

※1資料來源：「以20到60幾歲的4萬名日本女性為對象的大型尿失禁調查」（P&G Japan合同公司「Whisper」／2019年7月）

※2 從※1的4萬名對象中有尿失禁經驗者抽出1萬人，以注意到自己有漏尿問題的女性為調查對象。

Q2

（以有漏尿經驗的女性為對象）

是否生過小孩？

（25481位調查對象）

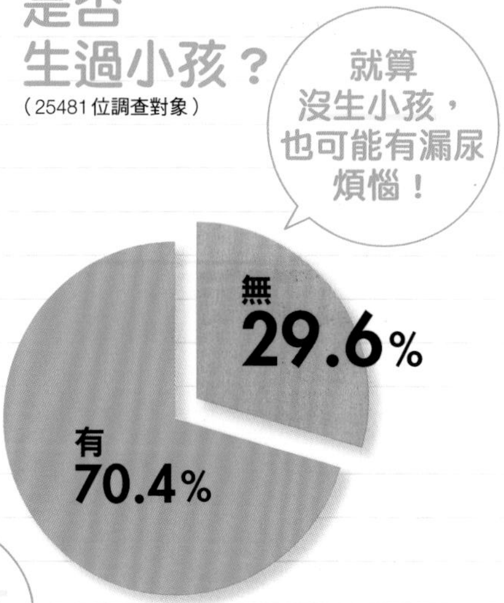
就算沒生小孩，也可能有漏尿煩惱！
無 29.6%
有 70.4%

Q3

（以發現自己有漏尿的女性※2為對象）

是否諮詢過漏尿相關問題？

（3493位調查對象）

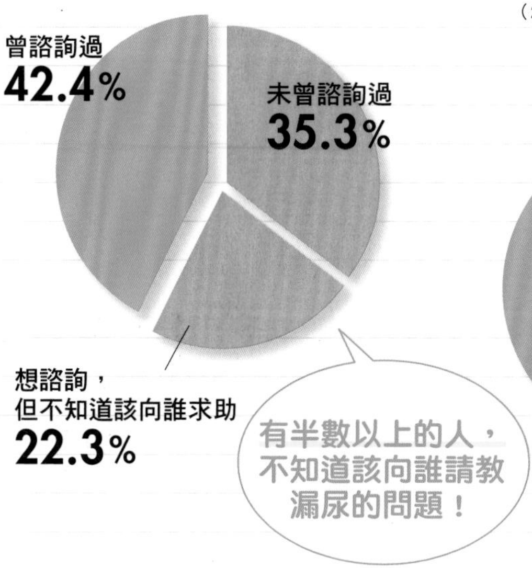
曾諮詢過 42.4%
未曾諮詢過 35.3%
想諮詢，但不知道該向誰求助 22.3%
有半數以上的人，不知道該向誰請教漏尿的問題！

Q4

（以發現自己有漏尿問題的女性※2為對象）

漏尿造成了哪些困擾？

（3493位調查對象）

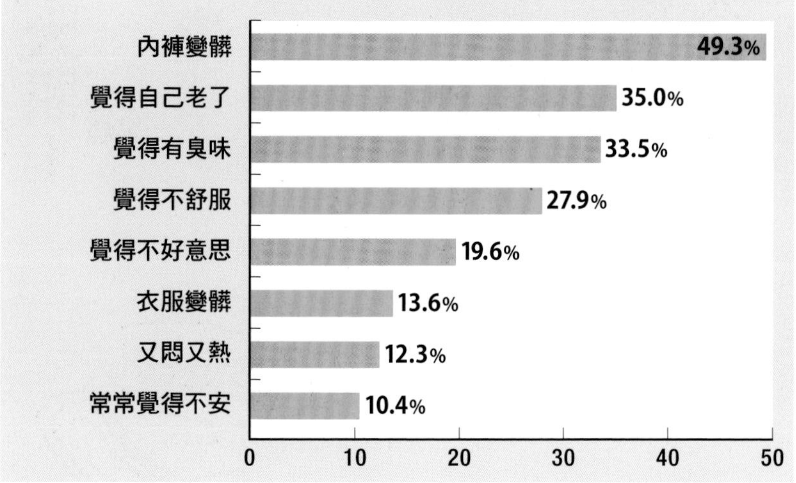
內褲變髒 49.3%
覺得自己老了 35.0%
覺得有臭味 33.5%
覺得不舒服 27.9%
覺得不好意思 19.6%
衣服變髒 13.6%
又悶又熱 12.3%
常常覺得不安 10.4%
0
10
20
30
40
50

這是實踐預防漏尿訓練者的真實心聲！

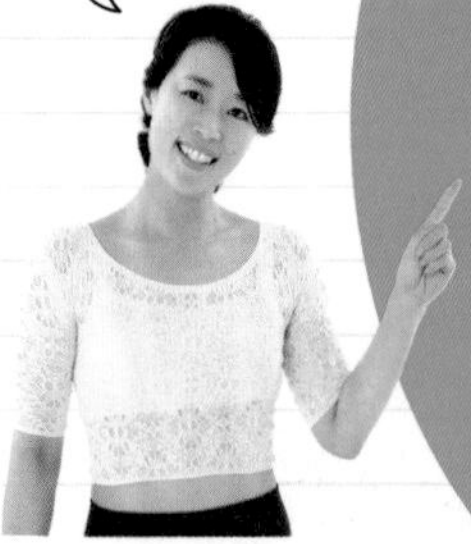

漏尿的真相 2

「預防漏尿訓練」可克服漏尿的問題！

想大聲地告訴大家！自從進行預防漏尿訓練之後，就再也不會漏尿了（50幾歲）

再也不用在談生意或是聚餐時，為了上廁所而中途離席了（30幾歲）

再也不用擔心在身邊有人的時候，咳嗽或是打噴嚏了（40幾歲）

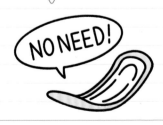

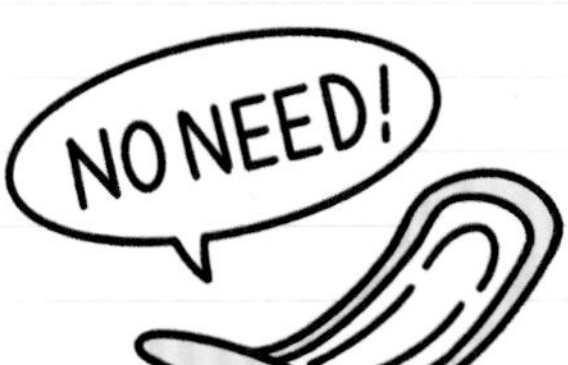

原本一天要使用3片15cc的成人防漏尿墊，現在幾乎都不需要使用了！（50幾歲）

現在想去廁所的話，就提高骨盆底肌，避免漏尿（60幾歲）

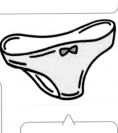

弄髒內褲的次數變少，大小便也變得更乾淨，真的是太棒了！（50幾歲）

我之前因為害怕漏尿，所以一天得去好幾次廁所，現在總算跟一般人一樣，不用一直跑廁所了！（40幾歲）

漏尿的真相 3

不再漏尿之後，各種身體不適都消失了！

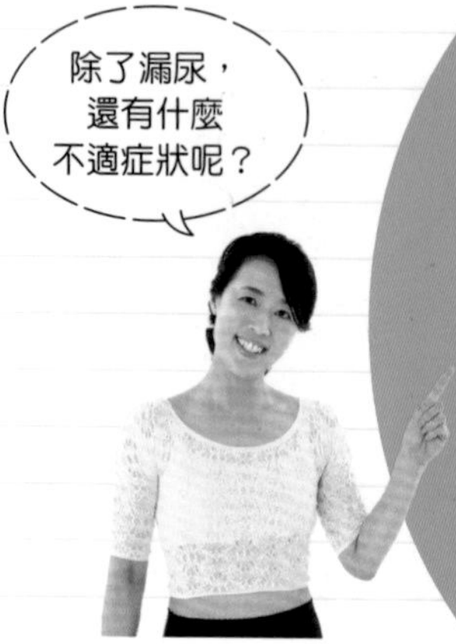
除了漏尿，還有什麼不適症狀呢？

女性漏尿的主要原因就是骨盆底肌群與相關的肌肉退化。

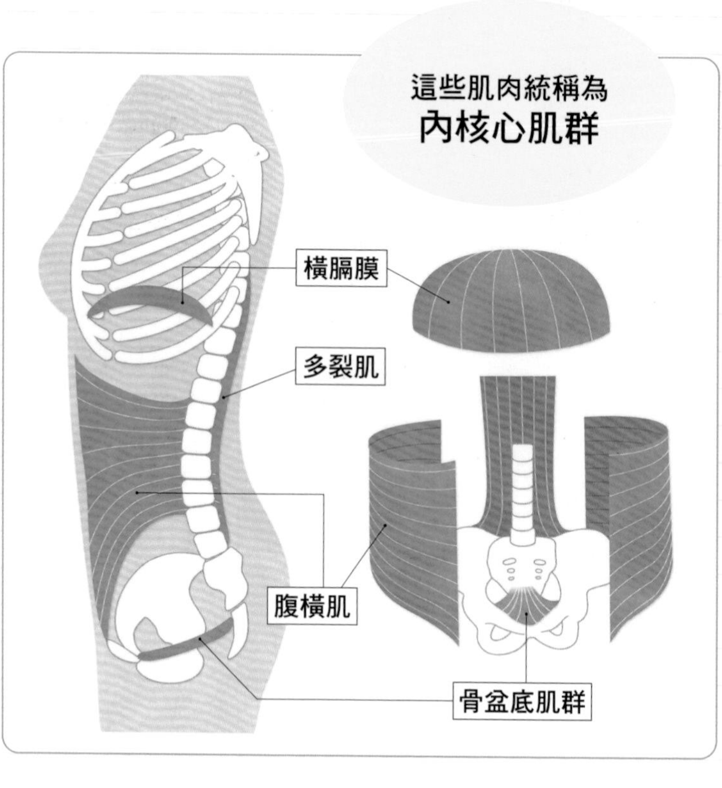
這些肌肉統稱為
內核心肌群
橫膈膜
多裂肌
腹橫肌
骨盆底肌群

內核心肌群位於身體深處，
是支撐內臟、維持姿勢正確的肌肉。

「預防漏尿訓練」能
有效鍛練骨盆底肌與內核心肌群，
改善漏尿問題。

其實很多實踐預防漏尿訓練的人都說，
除了改善漏尿問題，
許多身體不適都消失了。

例如…

隆起的小腹 鬆垮的臀部

駝背 腰痛 肩膀僵硬

內臟下垂 生理痛

O型腿、內八

鍛練內核心肌群，這些問題就能得到改善，

尤其很多人都證實小腹變得更加平坦。

※經驗談請參考14～17頁與第5章（97頁）！

漏尿不只是因為大家想像中的
「年老」或是「生小孩」所引起。

與其注意這兩點，更希望大家注意
內核心肌群退化所導致的
姿勢錯誤、呼吸過淺、運動不足與肥胖。
大家是否也出現類似的問題呢？

本書介紹的預防漏尿訓練
可鍛練內核心肌群，
解決上述這些問題外，連帶解決漏尿煩惱。

接下來先為大家介紹兩位實踐預防漏尿訓練後
克服漏尿問題的故事吧。

困擾了10年的我，只做一次預防漏尿訓練就很有感

K・U小姐 59歲 上班族 廣島縣

我差不多是從10年前開始有漏尿的問題，1年前突然惡化，陷入吸水量達15cc的成人防漏尿墊一天得換3次的困境。正當我覺得「這輩子大概治不好了吧」「到底之後還得買幾片成人防漏尿墊啊！」以及陷入憂鬱之際，我從某處得知MIKKO老師的消息，也參加了相關的課程。

第一次實踐預防漏尿訓練之後，隔天早上立刻有感。原本我早上起床時都會漏尿，沒想到那天早上居然什麼事也沒發生。我內心突然萌生一股感激，覺得這項訓練真的好厲害！

我一直都知道，要改善漏尿問題，就要訓練骨盆底肌。之前因為膀胱炎住院時，曾收到骨盆底肌體操的傳單，也曾試著照著傳單上面的方法訓練，但

是傳單上面只寫了「收縮骨盆底肌」而已，卻沒說明該怎麼收縮。不過，在接受ＭＩＫＫＯ老師的課程之後，我總算知道骨盆底肌該怎麼使用。就連平常的時候，也會提醒自己要收緊骨盆底肌或是多走路。

如今的我，從椅子站起來的時候，已經不太會漏尿，就算到了晚上，也不太需要更換成人防漏尿墊，對我來說成人防漏尿墊已經變得毫無用處。能遇見ＭＩＫＫＯ老師真的是太幸運了。

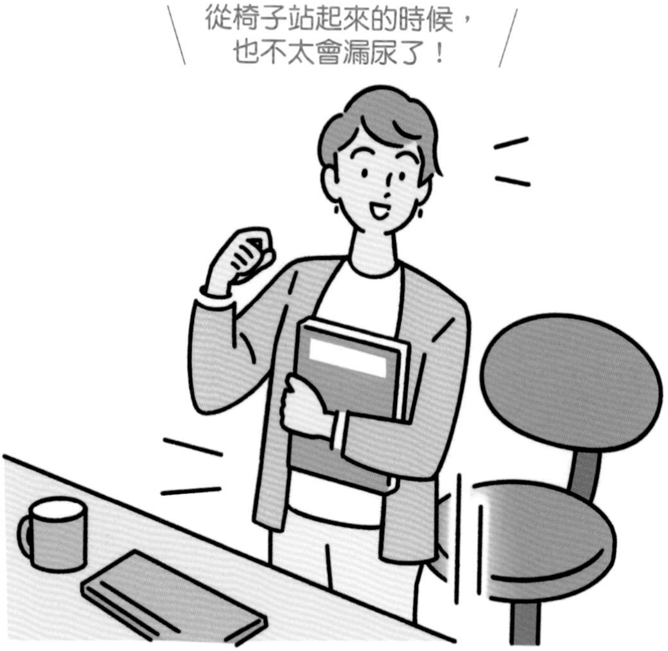

再也不會因為咳嗽或打噴嚏而漏尿！而且腰圍瘦了20公分，不再腰痛

M・T小姐 46歲 家庭主婦 群馬縣

我在40幾歲之後開始有漏尿的問題，當時嚴重到只要一咳嗽或是打噴嚏就會漏尿。令我驚訝的是，我才做了幾個月的預防漏尿訓練就解決了漏尿的問題，心情也輕鬆不少。

其實我一直以為自己的姿勢很正確，在接受MIKKO老師的指導後，才知道我以為正確的姿勢是「腰部後仰」（35頁）。從那之後，我就試著讓骨盆立起來，縮肚子、拉提骨盆底肌，盡力維持這個標準姿勢。久而久之，不僅解決漏尿問題，連帶腰痛也消失了，身體也因此更加靈活。

就連體型也出現驚人的變化。我進行預防漏尿訓練的頭一個月，體重就減了5公斤，過了3個月之後，體重居然減到了10公斤，我也回到了10年前

（37歲）生老二之前的體型。沒想到能在這麼短的時間之內，產生如此明顯的變化！每件衣服都變得很寬鬆。

有漏尿問題或是想要變瘦的人，就當是被我騙，也一定要試試MIKKO老師的方法。

再也不會害怕
在別人面前打噴嚏！

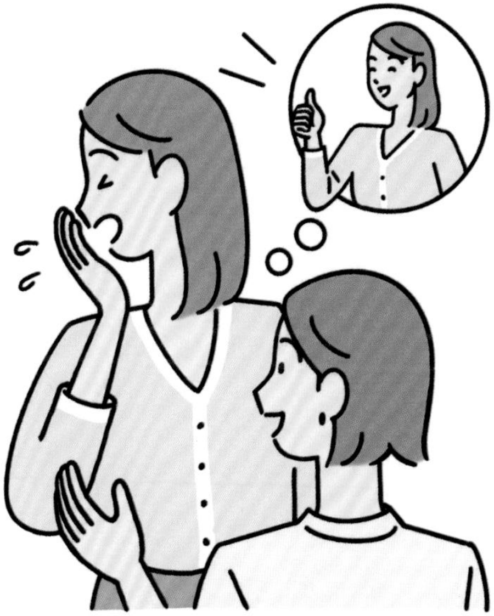

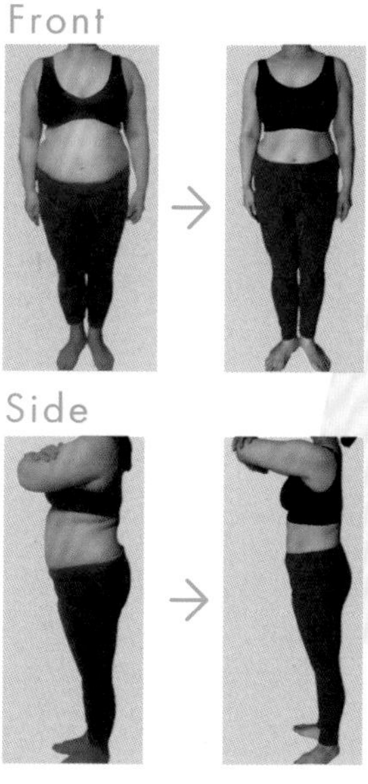

腰圍	**-20cm**	(112cm➡**92cm**)
體重	**-13kg**	(82kg➡**69kg**)
臀圍	**-13cm**	(110cm➡**97cm**)
大腿	**-11cm**	(65cm➡**54cm**)
體脂率	**-4.5%**	(37.8%➡**33.3%**)

前言

感謝各位購買本書，我是護理師兼個人教練的ＭＩＫＯ。

我身為護理師，曾努力照顧著別人的健康，卻輕忽了自己。我在生完第一胎後發現了身體的異狀，並因此動了手術。那時，我才真正了解到何謂「生命有限」。回顧自己至今為止的人生，不禁升起「早知道就該更認真地活著」的想法。

有了這些體悟之後，我便想跟來到醫院的人，也就是患者說「**平凡的每一天都是珍貴的。我們不會永遠健康，身體能夠盡情活動是一種無可取代的自由，所以讓我們一起樂在其中地活動身體吧**」，也因此成為個人教練。

我生完第二胎後，差不多休息2個月就繼續個人教練的工作。為了早點工作，我生完小孩沒多久就逼自己做一些吃力的訓練。我原以為自己承受得了，卻因此出現漏尿問題。我實在不想讓別人發現我有這個問題，便立刻開始鍛練骨盆底肌。幾個月之後就解決了漏尿的問題，我也因此開始設計預防漏尿的訓練。

根據日本排尿機能學會的調查，60歲以上的日本男女中，就有78％的人患有排尿問題，可見有漏尿煩惱的人真的很多。而且除了老年人之外，許多年輕人也有漏尿的問題。不過很多人都不知道這點，只是一味地覺得漏尿是件很丟臉的事，因此陷入不安的情緒，甚至因為擔心找不到廁所而不願意出門，造成「生活上的不便」。我也曾經是其中一人，由此可知，**「預防漏尿訓練」除了解決漏尿的問題，還能讓生活變得更舒適**。

醫院推薦的骨盆底肌體操是美國醫師阿諾凱格爾博士於一九四〇年代設計

的訓練，能有效改善漏尿問題，但是，我們其實很難知道骨盆底肌的正確位置，所以有不少人根本不知道自己是否正確地執行了骨盆底肌體操。

之前我曾透過網路進行指導，但還是有許多人沒辦法真的學會。由於我實在想幫大家解決漏尿的問題，想助各位一臂之力，所以才寫了本書。

本書介紹的「預防漏尿訓練」是從**一邊搭配呼吸，一邊鍛練骨盆底肌的練習開始，所以即使是過去沒辦法正確進行骨盆底肌體操的人、不擅長運動的人，都一定能學會這套訓練**。不過，只是閱讀本書，卻不採取任何行動的話，是不會有任何改變的，還請大家跟著書中的內容動起來。

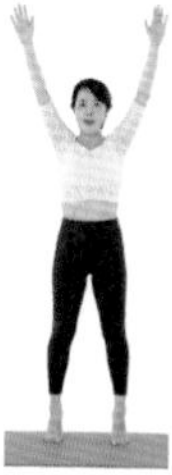

目錄

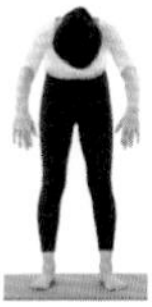

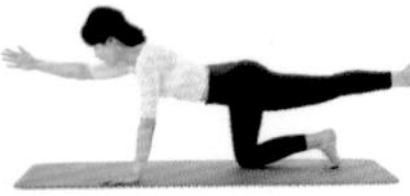

第2章 以自我檢視法與伸展操找回正確姿勢&呼吸 33

第3章 改善漏尿與其他不適症狀的「預防漏尿訓練」 53

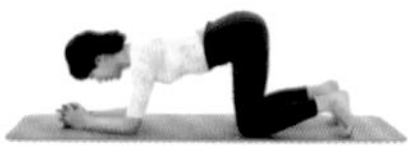

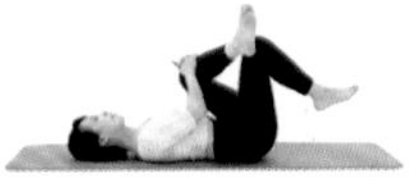

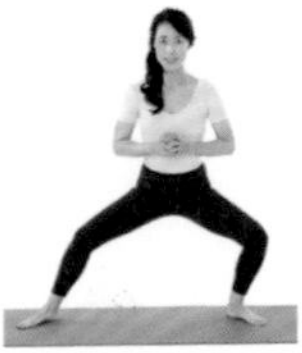

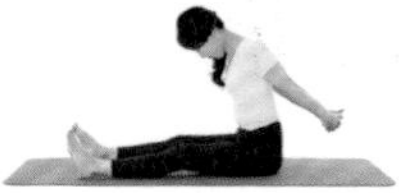

※影片分享網站有時會因為網站等狀況，未預先告知就變更或移除影片；影片如為外文，恕無法提供翻譯。如有造成不便，還請見諒。

第 1 章

了解漏尿的類型與「預防漏尿訓練」能改善漏尿的理由

你的漏尿問題屬於哪一種？先了解自己漏尿的原因吧！

其實漏尿（尿失禁）的類型有很多種。

應力性尿失禁 女性的漏尿通常是這種。舉凡咳嗽、打噴嚏、大笑、跑步、跳躍、提重物以及其他腹部出力的情況，都有可能會漏尿。

急迫性尿失禁 突然尿意襲來，急得來不及趕到廁所的類型。不管男女都有可能遇到這類漏尿問題。一般來說，急迫性尿失禁的主因在於膀胱的神經過於敏感，明明尿液的量還很少，膀胱就急著收縮，而這種情況又稱為「膀胱過動症」。

混合性尿失禁 屬於應力性尿失禁與急迫性尿失禁混合的類型。

滿溢性尿失禁 明明很想排尿卻尿不出來，或是尿液從膀胱慢慢滲出的類型。滿溢性尿失禁除了與前列腺肥大症（包住尿道的前列腺會因為年紀的增長而逐漸肥大）或是其他與尿道相關症狀有關，還與糖尿病造成的神經障礙、脊椎相關疾病有關。如果曾經因為直腸癌或子宮癌接受手術，膀胱周遭的神經有可能受損，並因此造成這類型尿失禁。放任這個問題不管的話，尿液將難以從腎臟流出，使腎臟受損，所以一定要早期接受醫師的診斷與治療。

「預防漏尿訓練」能改善的是應力性尿失禁、急迫性尿失禁與混合性尿失禁。這種訓練能幫助大家收緊尿液出口的肌肉，**讓大家在不小心腹部出力或是腹壓升高時也不會漏尿。此外，還能鍛練這部分肌肉，讓大家在突然很想上廁所時能夠忍住，這也是預防漏尿訓練的目的**。

順帶一提，很多學生問我「預防漏尿訓練對男生也有用嗎？」答案是肯定的。這項訓練也能幫助男性改善急迫性尿失禁，以及接受摘除前列腺手術之後的應力性尿失禁。

「預防漏尿訓練」的目的是強化骨盆底肌，讓骨盆底肌恢復原有韌性

骨盆就像是一個沒有底部的水桶，位於骨盆底部的肌肉群就稱為骨盆底肌。從骨盆正面的恥骨聯合連到臀部尾椎的骨盆底肌，就像是吊床般懸吊著，比黏著腕骨或腳骨的肌肉更容易變得鬆垮。尤其懷孕或生小孩時，骨盆底肌與周遭神經都會被拉長、遭受重創，更是容易讓骨盆底肌變鬆。不過，不是只有懷孕會讓骨盆底肌變鬆，**肥胖、便祕、錯誤姿勢、腹部用力、因為年紀增長而肌肉量減少等情況，都是造成骨盆底肌退化的原因。**

骨盆底肌的功能在於「由下往上撐住」膀胱、子宮、直腸這些骨盆內的臟器，以及「收緊」尿道、陰道與肛門。一旦支撐臟器的力道變弱，骨盆內的

臟器就會下移；收緊力道變弱的話，則會出現尿失禁或大便失禁的問題。此外，支撐力變弱也會變得**難以收緊尿道。所以要改善漏尿問題，就一定得鍛練收緊與支撐的力道**。

骨盆底肌屬於肌肉，只要經過正確的鍛練，就能讓其恢復強韌，強化收緊與支撐的力道。而預防漏尿訓練正是能有效鍛練骨盆底肌的方法。

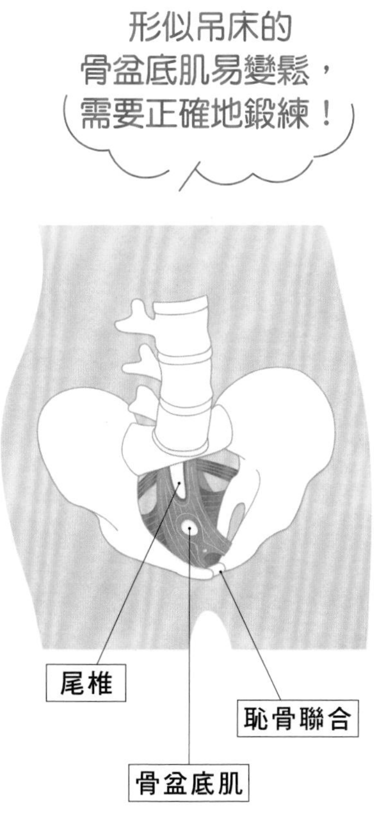
形似吊床的
骨盆底肌易變鬆，
需要正確地鍛練！
尾椎
恥骨聯合
骨盆底肌

除了鍛練骨盆底肌，還要將注意力放在相關肌肉上

骨盆底肌是穩定體幹的「內核心肌群」之一。內核心肌群由橫膈膜、腹橫肌、多裂肌、骨盆底肌這4種肌肉組成，整個肌群位於肺部下方。橫隔膜位於肌群頂端，當其上下移動時，骨盆底肌也會跟著上下移動；腹橫肌包覆整個腹部，就像是馬甲般撐住內臟，也可調節腹壓；多裂肌與脊椎相連，負責鞏固脊椎與撐住上半身；而骨盆底肌就位於內核心肌群底端，由下往上撐住內臟。

預防漏尿訓練除了能夠鍛練骨盆底肌，也能觸及整個內核心肌群。因為骨盆底肌不會單獨運動，而是會帶動整個內核心肌群。這也意味著，只要鍛練骨盆底肌，就一定會訓練到其他內核心肌群的肌肉。

當內核心肌群變得強韌有力、能夠正常運作之後，**除了能改善漏尿或頻尿的問題，還能矯正姿勢，讓呼吸變得又深又長，小腹也能縮進去，鬆垮的臀部也能變翹，脖子、肩膀、腰部就不會再那麼僵硬或是痠痛，步伐也會變得更輕盈，好處實在多不勝數。**

簡單來說，預防漏尿訓練能夠幫助我們打造美麗又健康的身體。

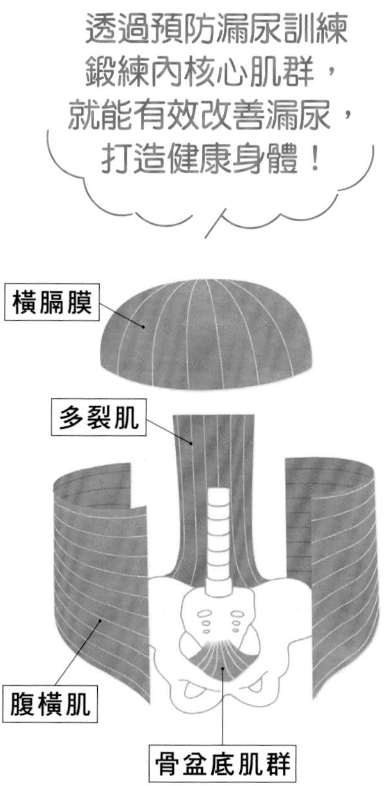
透過預防漏尿訓練
鍛練內核心肌群，
就能有效改善漏尿，
打造健康身體！
橫膈膜
多裂肌
腹橫肌
骨盆底肌群

鍛練骨盆底肌，
讓日常生活
不再為漏尿所苦！

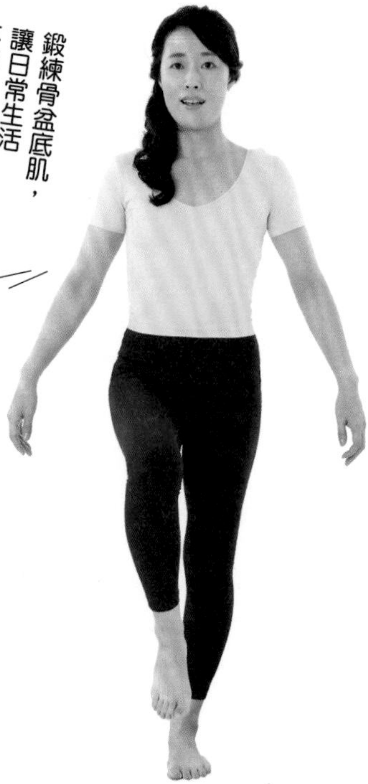

第2章

以自我檢視法與伸展操找回正確姿勢&呼吸

用3種姿勢檢視法
了解自己的姿勢有哪些慣性與弱點

要打造不會漏尿的身體，就必須讓骨盆底肌變得強韌有力，並讓支撐體幹的內核心肌群4種肌肉（橫膈膜、腹橫肌、多裂肌、骨盆底肌／31頁）互相協調與合作。

要讓內核心肌群協調運作，首先需矯正身體排列（骨骼的相對位置）。因此，我設計的預防漏尿訓練就是從「了解姿勢的慣性與調整姿勢」開始。本書將會介紹「腳底平衡」（36頁）、「桌子平衡」（38頁）、「骨盆升降法」（40頁）這3種檢視姿勢的方法。

我們通常會以為自己的姿勢很正確，卻殊不知這只是一種慣性。只要實踐檢視姿勢的方法，就會發現身體站不穩或無法維持正確姿勢。這麼一來，才

能了解自己的姿勢有沒有扭曲，或是知道哪些肌肉十分僵硬。

腳底平衡法可以幫助我們確認站立時身體是否維持平衡。一旦身體重心偏向前方、後方，或是出現駝背、腰部反折（胸部太挺，腰部後折的姿勢）等問題，就無法在站著時保持平衡；四足跪地的桌子平衡法，則可以幫助我們確認體幹的穩定性及腹部肌肉是否正常出力；骨盆升降法法則可以確認臀部、大腿內側肌肉是否與骨盆底肌一起運動。

請在第3章介紹的「預防漏尿訓練」開始前、結束後進行剛剛介紹的3種檢視法。就算一開始身體很晃、很不平衡也沒關係，只要慢慢訓練，之後就會變得穩定。

當我們透過預防漏尿訓練學會使用內核心肌群的方法之後，姿勢就會變得正確，身體也會恢復平衡。而透過這3種檢視法，就能更深刻地體會預防漏尿訓練的效果，享受這些訓練帶來的好處。

姿勢檢視法 ❶

腳底平衡法

的實踐方法

這個方法可以幫助我們確認站姿是否正確。
能讓骨盆底肌立起來的人
就算只用腳踝或踮腳尖站著，
身體也不會搖晃。

① 站直

雙腳與腰部同寬站著。

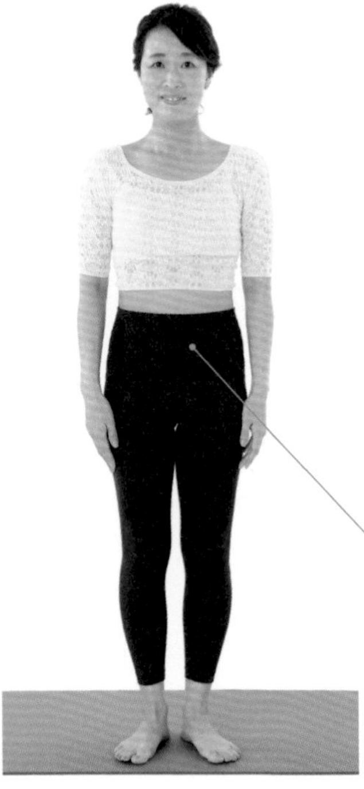

腰部不反折、
身體不前傾，
脊椎呈自然S型。

能做到這樣就OK！

踮腳…②
□踮腳站著，身體也不會搖晃
□肚子不會往前挺

翹腳尖…③
□身體不會往後傾倒
□感覺背部挺直
□感覺雙腳穩穩地踏在地面

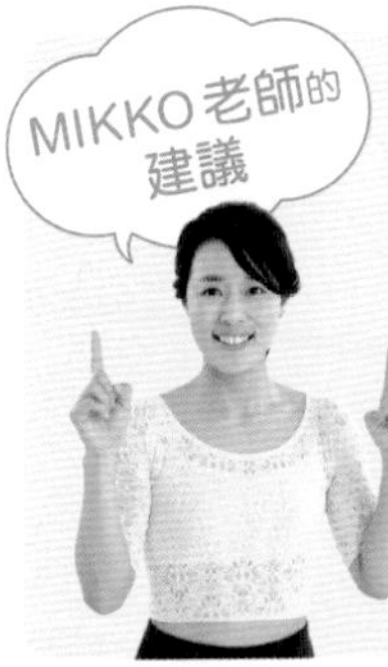
MIKKO老師的
建議

透過簡單動作
了解身體的「慣性」與「變化」！

「腳底平衡法」很適合在第1週實踐「預防漏尿訓練」（第3章56頁）前後確認身體的變化。如果覺得站得更穩了，代表內核心肌群已經啟動，站姿變得平衡。

② 踮腳

輕輕吸氣之後，雙手抬高。接著緩緩吐氣，同時慢慢提高腳跟。

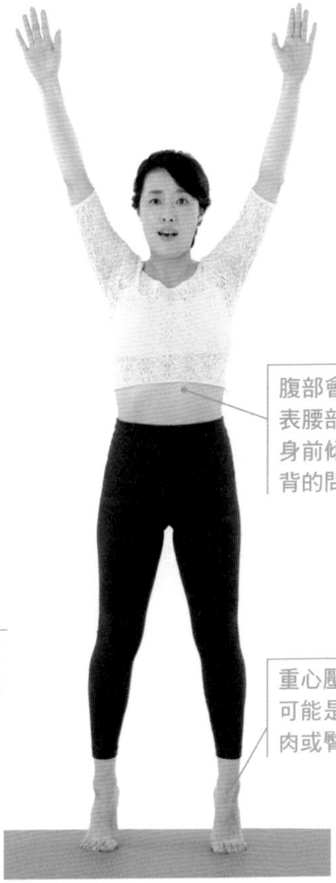
腹部會往前挺，代表腰部反折；上半身前傾，代表有駝背的問題。
重心壓在小腳趾上可能是大腿內側肌肉或臀肌太弱。

③ 翹腳尖

輕輕吸氣之後，雙手抬高。接著緩緩吐氣，同時慢慢翹起腳尖。

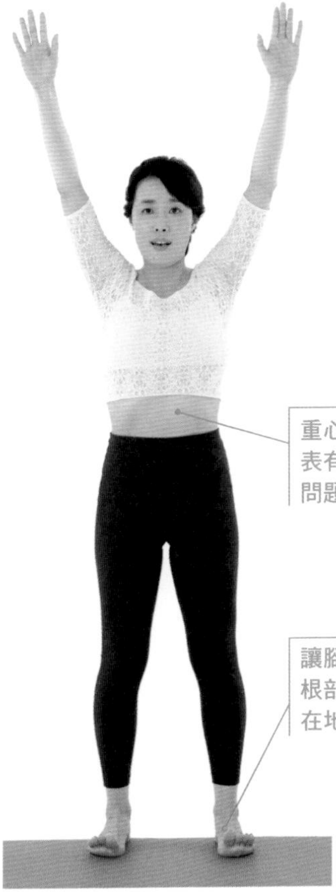
重心偏後，就代表有腰部反折的問題。
讓腳的拇趾、小趾根部與腳跟牢牢貼在地面上。

姿勢檢視法 ❷

桌子平衡法
的實踐方法

利用四足跪地的姿勢確認身體排列（骨骼的相對位置）是否正確。
將雙手雙腳放在體幹能夠保持穩定的位置，
稍微出力，讓身體保持平衡即可。
此時要利用腹橫肌拉高腹部，不要讓腹部下垂。

能做到這樣就OK！

□ 手臂是肩膀的高度，雙腳是臀部的高度
□ 抬手或抬腳，身體也不會搖晃
□ 只要稍微用力，就能保持身體平衡
□ 雙手、雙腳與背肌都有延伸的感覺

① 四足跪地

做出掌心撐地的四足跪地姿勢。

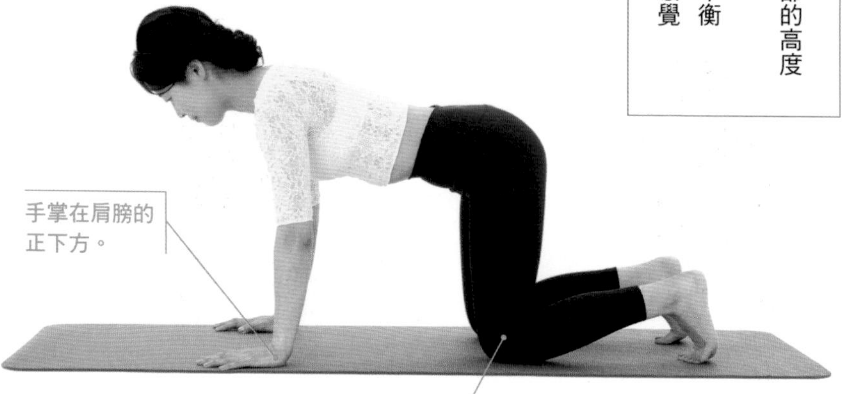

手掌在肩膀的正下方。

膝蓋在大腿根部的正下方。

MIKKO老師的建議

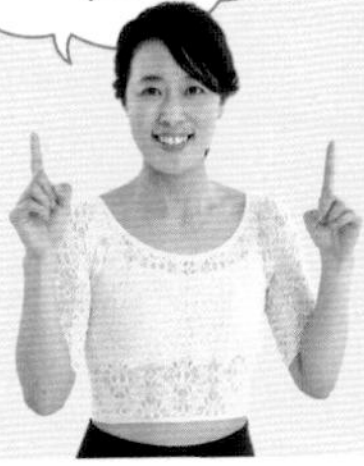

可以明確地感受到腹部的肌肉成長！

腳部有沒有抬得太高呢？軸心腳一側的臀部有沒有外翻呢？請透過鏡子確認自己的姿勢，記住正確的身體排列。這種檢視法很適合在第2週進行「預防漏尿訓練」（第3章60頁）前後確認，觀察身體是否變得穩定，以及腹橫肌的變化。

這樣不行！ 腳抬太高了

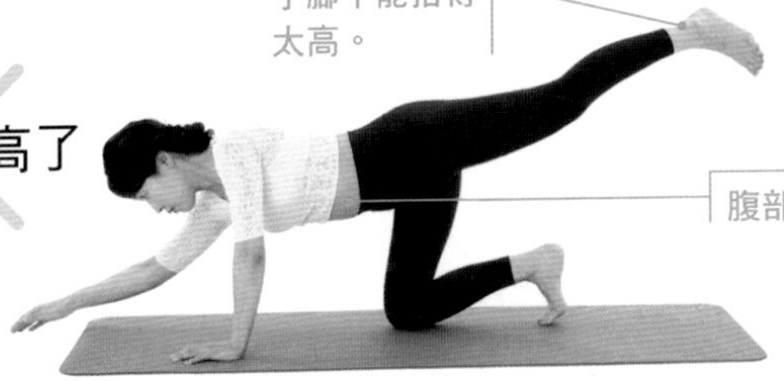
手腳不能抬得太高。
腹部要往上提！

② 手腳呈一直線

一邊吐氣，一邊讓右手與左腳離地，直到與地面平行後，維持這個姿勢5秒。接著一邊吸氣，一邊恢復原本姿勢。另一邊也執行相同步驟。

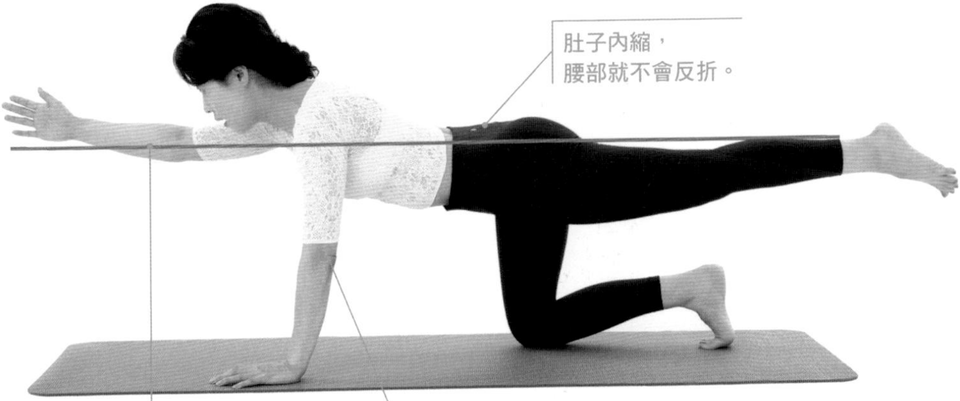
肚子內縮，腰部就不會反折。
手腳與地面平行。
手臂不要像伸縮桿般鎖定，而是微彎至看不太出來的程度，再撐住地面。

姿勢檢視法 3

骨盆升降法

的實踐方法

想知道站著時骨盆有無前傾或後傾，
可確認與骨盆底肌連動的腹肌、大腿內側肌群與臀肌是否正常出力。
大家能否在骨盆直立的情況下，讓骨盆 上下移動呢？

① 站直

背部挺直，腹部往上提。

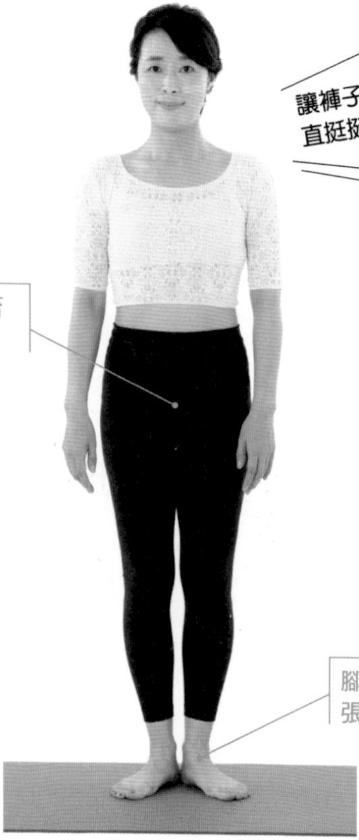

讓褲子直挺挺地立著！
確認骨盆是否前傾或後傾！
腳跟靠攏，兩腳腳尖張開約60～90度。

能做到這樣就OK！

在骨盆上升到頂點時
- □肚子緩緩地後縮
- □大腿內側自然閉合
- □雙腳與臀部沒有過度用力

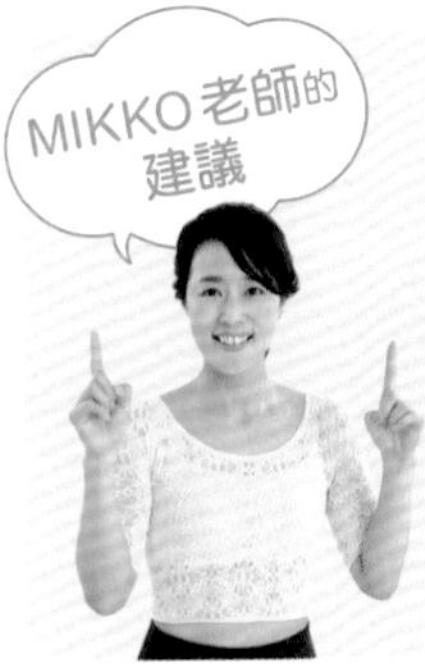

有些姿勢會讓骨盆底肌退化

骨盆前傾或後傾的姿勢會讓骨盆底肌退化，進而導致尿失禁。請透過鏡子確認骨盆是否傾斜。當骨盆正常直立時，會覺得臀部變窄、大腿內側自然貼合、肚子自然收縮。建議大家在第3週進行「預防漏尿訓練」（第3章66頁）前後確認骨盆是否傾斜。

② 在骨盆直立的情況下微幅上下移動

一邊吸氣，一邊微微彎曲膝蓋；接著一邊吐氣，一邊打直膝蓋，讓大腿內側閉合。這個過程要重複2～3次。可利用雙手確認骨盆是否與地面垂直。

這樣不行！

不要讓肚子與膝蓋往前推

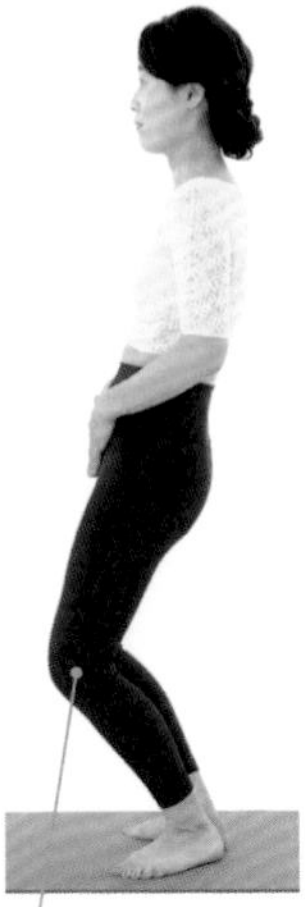

腳踝與大腿根部正常彎曲，肚子就不會往前推。

避免變成上半身前傾、臀部後推

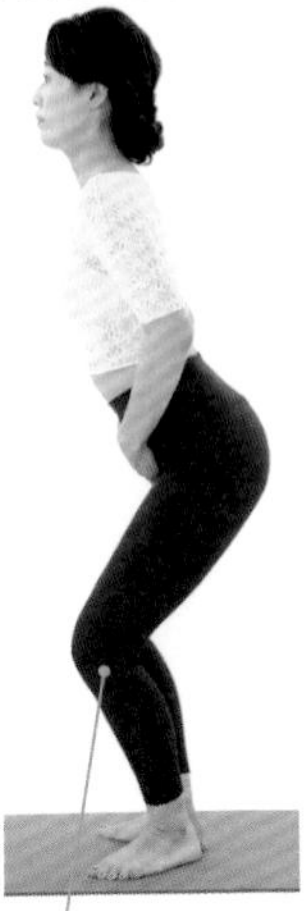

拉提腹部時，不要變成上半身前傾、臀部後推的姿勢。

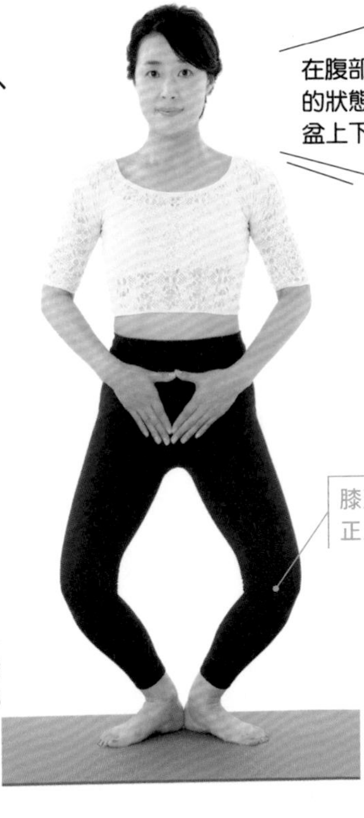

在腹部向上拉提的狀態下，讓骨盆上下移動！

膝蓋落在腳尖的正上方。

駝背、腰部反折、上半身前傾的姿勢無法讓訓練發揮效果

了解姿勢的慣性之後，接著就要矯正姿勢。

在此先說明姿勢與骨盆底肌之間的關係。若從側面來看，所謂的正確站姿是指耳朵、肩膀末端、骨盆的大轉子（位於髖關節外側，向外突出的骨頭）、膝蓋、踝骨都要與地面垂直。

只要姿勢正確，背部自然就會挺直，身體也會變得更修長。此外，肚子空間（腹腔）適當，腹腔的氣壓（腹內壓）就能保持平衡，骨盆底肌就不需要承受多餘的壓力。如此一來，骨盆底肌與其他內核心肌群就能正常發揮作用，穩穩地撐住內臟，減輕骨盆底肌的負擔。

相反地，**駝背、上半身前傾的姿勢會讓身材走樣、腹部空間變窄、腹內壓**

升高，使骨盆底肌需承受多餘壓力。此外，駝背或腰部反折會讓骨盆傾斜，使維持姿勢的肌肉（抗重力肌※）無法正常作用，姿勢就會愈來愈扭曲，骨盆底肌的負擔也會愈來愈沉重。

這種對骨盆底肌造成極大負擔的姿勢，正是漏尿的一大主因。所以為了讓預防漏尿訓練得以徹底發揮效果，我們必須先矯正姿勢。

能有效矯正姿勢的方法之一，就是「節節鬆開脊椎法」（44頁）。

實踐鬆開脊椎法時，需要先吸氣、讓背部挺直，再一邊吐氣，一邊身體前彎，同時讓脊椎一節節鬆開。吐完氣之後，再緩緩吸氣，同時讓骨盆立起來，讓一節節脊椎落在骨盆正上方。這個訓練可以讓內核心肌群之一的多裂肌恢復原有的韌性，使脊椎呈現自然的S型。

一旦養成駝背、腰部反折、上半身前傾等壞習慣，脊椎就會變得僵硬。利用「節節鬆開脊椎法」放鬆脊椎附近的肌肉後，背部就能打直，也就比較容易矯正姿勢了。

※用於抵抗重力的肌肉。背部的斜方肌、脊柱起立肌，臀部的臀中肌、臀大肌，腹部的腹直肌，大腿的股四頭肌、股二頭肌，小腿肚的小腿三頭肌等，都是抗重力肌。

矯正姿勢的伸展操

節節鬆開脊椎法

的實踐方法

腰部反折與駝背這類錯誤姿勢，會對骨盆底肌造成負擔。
能讓姿勢維持正確的肌肉就是脊椎的肌肉（多裂肌）。
讓一節節的脊椎鬆開與刺激肌肉的動作，能有效改善姿勢。

① 一邊吸氣 一邊舉高雙手，再邊吐氣 邊往上拉提腹部

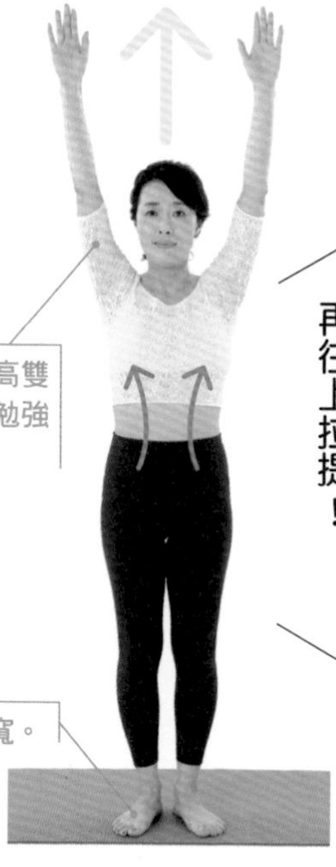

如果無法舉高雙手，不需要勉強舉得太高。

POINT 背部挺直，肚臍往脊椎方向移動，再往上拉提！

雙腳與腰同寬。

② 一邊吐氣，一邊身體前屈

從頭部開始，讓每一節的脊椎往前傾倒。

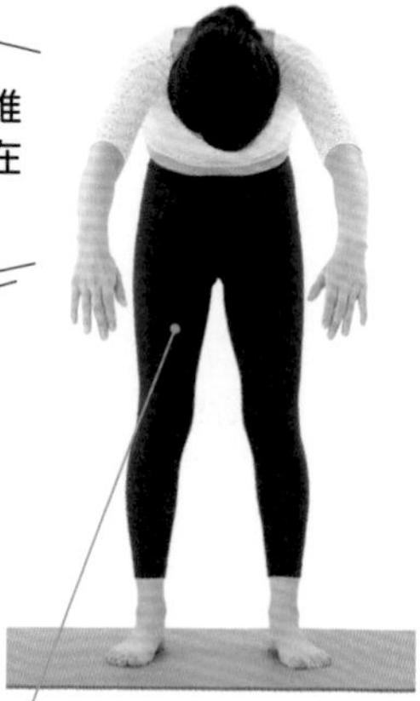

想像每一節的脊椎就像是佛珠般串在一起！

腰部沒力的人，可將雙手扶在大腿上。

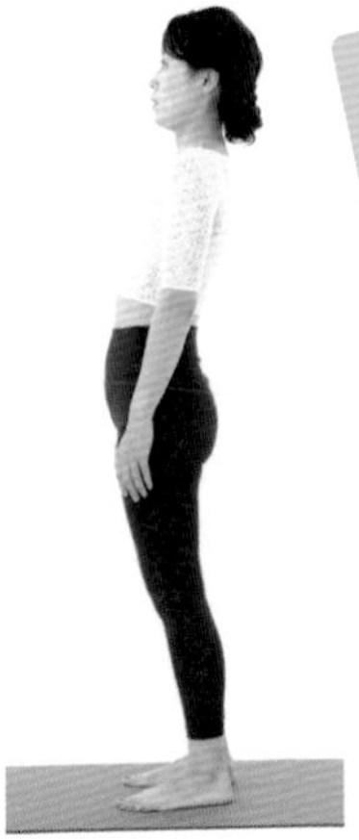

這是腰部反折的人常有的動作！

這樣不行！

在實踐步驟⑤的時候，不能讓腰部往前推

③ 一邊吸氣，一邊放鬆背部

在腹部上提的情況下，讓身體往前彎，放鬆背部與腰部。

④ 一邊吸氣，一邊挺起上半身

先讓骨盆立起來，再讓一節節脊椎落在骨盆上面。

從頭到尾，腹部都是上提的。

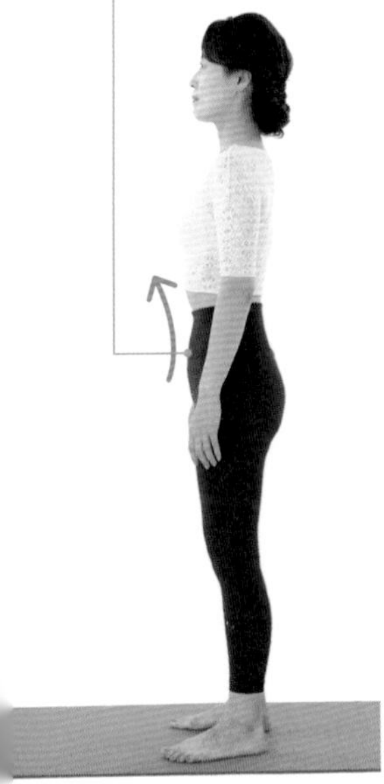

腰部沒力的人，可將雙手扶在大腿上。

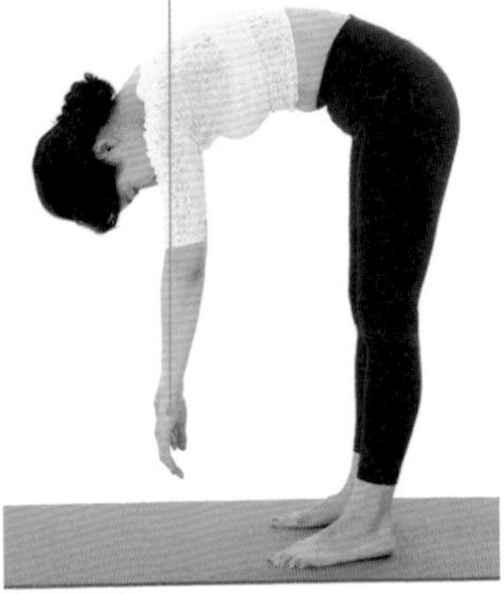

臀部落在腳跟正上方，重心不要往後移。

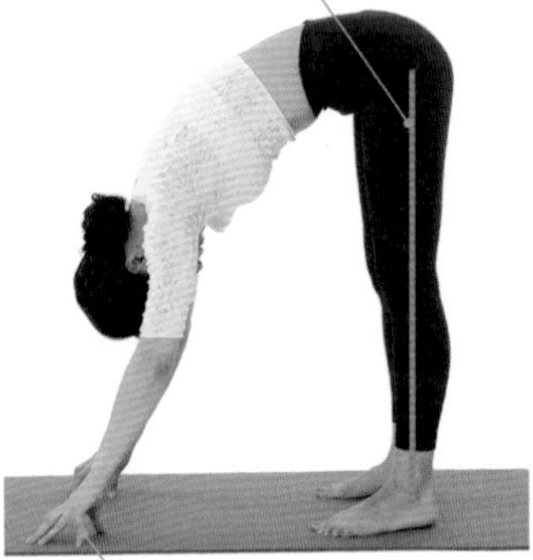

將手指放在腳尖前方的30～50公分處，此時膝蓋可以微微彎曲。

⑤ 一邊吐氣，一邊擴胸，同時恢復原本的姿勢

※身體前屈會對腹部造成壓力，擔心內臟下垂或子宮脫垂的人可以不用做這個訓練。

要鍛練骨盆底肌，就試著做呼吸肌伸展操＆下部胸式呼吸

「預防漏尿訓練」非常重視呼吸這個環節，因為當我們在呼吸的時候，骨盆底肌會與橫膈膜一起被往上拉。

呼吸的方式大致分成胸式呼吸與腹式呼吸這2種。若要鍛練骨盆底肌、強化內核心肌群的協調性，我推薦使用「下部胸式呼吸」。下部胸式呼吸在吸氣時，位於腹腔頂端的橫膈膜會下沉，位於腹腔底部的骨盆底肌則會因為腹壓而跟著下沉；反之，吐氣時，橫膈膜會上升，位於底部的骨盆底肌也會跟著上升。

當我們維持著**腹部往上提高的姿勢呼吸，橫膈膜與骨盆底肌就會頻繁地上下運動，比較容易感受得到骨盆底肌運動**（腹式呼吸只會讓肚子動起來，比

利用胸部呼吸，讓骨盆底肌與橫膈膜一起運動

吸氣

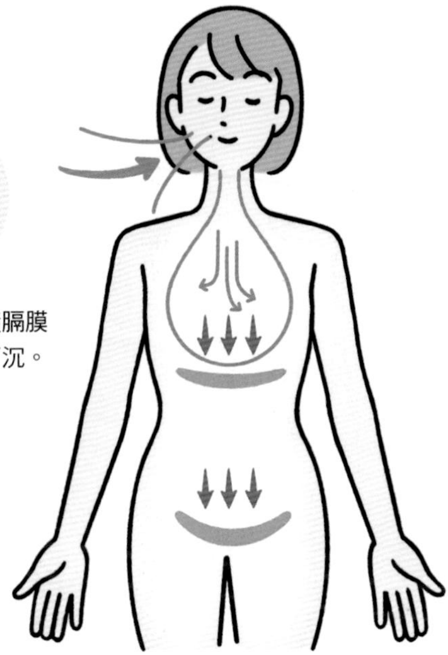

吸氣的同時，橫膈膜與骨盆底肌會下沉。

吐氣

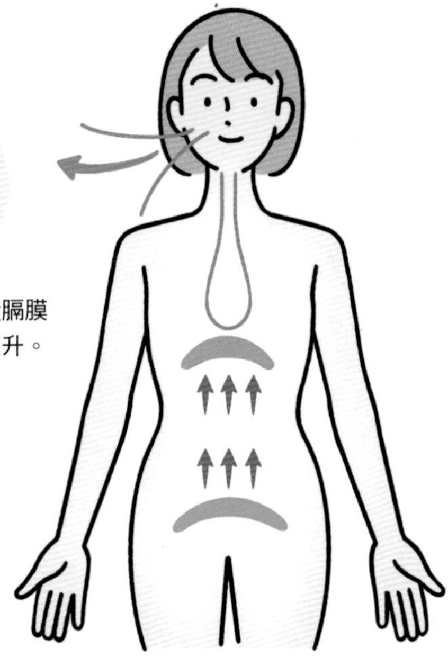

吐氣的同時，橫膈膜與骨盆底肌會上升。

「下部胸式呼吸」會讓橫膈膜與骨盆底肌一起運動，是能有效鍛練骨盆底肌的呼吸方式。本書的所有訓練都需要搭配下部胸式呼吸進行。

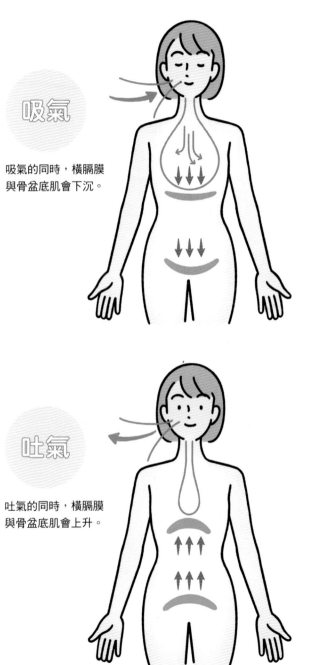

較不會讓骨盆底肌運動；上部胸式呼吸則會在呼吸時肩膀上提，因此橫膈膜的運動幅度相對比較小）。

雖然骨盆底肌與橫膈膜都是很難自行控制的肌肉，但是採用腹部往上提升、同時深呼吸的下部胸式呼吸，就能讓骨盆底肌與橫膈膜動起來。由此可知，下部胸式呼吸是能徹底鍛練骨盆底肌的絕佳訓練方式。

而若想採用下部胸式呼吸，就必須讓呼吸肌變得靈活。

所謂的呼吸肌，就是幫助我們呼吸的肌肉。除了橫膈膜之外，肋骨之間的肋間內肌、連接脖子與鎖骨的胸鎖乳突肌、連接肋骨下方與骨盆的腹斜肌，都是所謂的呼吸肌。肺部無法自行膨脹與收縮，所以只有當胸廓（肺部收縮的胸部空間）靠著呼吸肌擴張與收縮時，空氣才得以進出肺部。

當呼吸肌太過僵硬，胸廓就無法徹底擴張，呼吸將變得很淺。尤其駝背或是常常上半身前傾的人，胸部更是容易內縮，呼吸肌也會變得僵硬。

若想放鬆胸部附近的呼吸肌，可以試著實踐「胸部外旋」這項訓練（50

頁）。在進行胸部外旋訓練時，需先躺在地面，接著一邊深呼吸，一邊讓手臂往外劃一個大圈，同時讓胸部、肩膀與背部的肌肉伸展，藉此鬆開僵硬的呼吸肌。

結束胸部外旋訓練後，再維持躺姿，進行呼吸訓練。**呼吸的祕訣在於內縮肚子，讓肋骨下方的空間擴張。如此一來，空氣就得以於肺部的底部與後側進出。**大家可以想像成左右兩側的胸部中各有一串葡萄，深呼吸的時候，位於上方、下方與後側的葡萄會因空氣而膨脹起來；吐氣時，需要放慢速度，讓葡萄一顆顆地萎縮。除了內縮、上提腹部之外，其他部位都保持放鬆狀態。**總而言之，不要莫名地出力，而是要在吐氣時，讓骨盆底肌跟著橫膈膜往上拉提（不是「收縮」而是「拉提」）**。

習慣之後，請在日常生活中也實踐這種呼吸方式。如此一來，光是呼吸就能有效鍛練骨盆底肌。一開始雖然有點困難，但只要慢慢練習，就一定會習慣的。

呼吸肌伸展操

胸部外旋的實踐方法

練習「吐氣時向上拉提呼吸肌，吸氣時放鬆呼吸肌」，
鬆開胸部周遭的呼吸肌（橫膈膜等／48頁），
讓空氣於胸部下方的空間進出，
是學會用胸部深呼吸的訣竅。

① 在頭部下方放坐墊，接著往右側躺

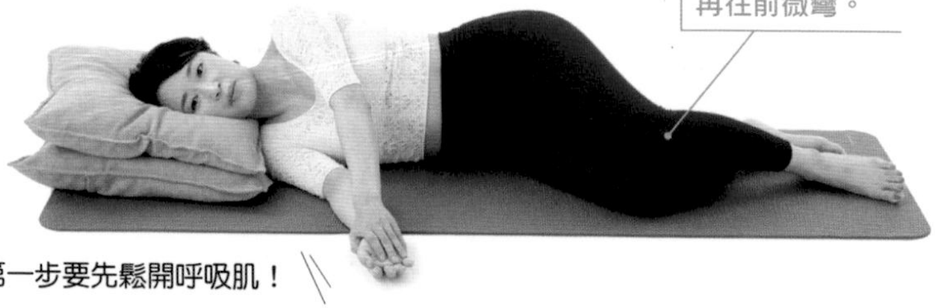
膝蓋可先靠攏，
再往前微彎。
第一步要先鬆開呼吸肌！

② 一邊吸氣，一邊伸直手臂

讓胸部吸飽空氣，同時讓左手往頭部的方向延伸。

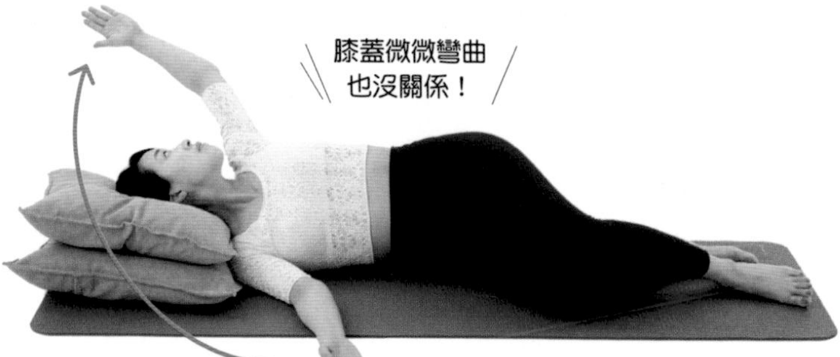
膝蓋微微彎曲
也沒關係！

③ 一邊吐氣，一邊旋轉手臂

一邊緩緩吐氣，一邊讓左手往背部、臀部旁邊劃圓。

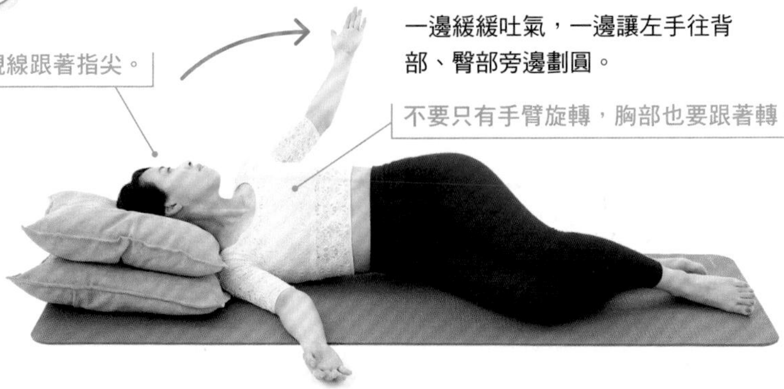
視線跟著指尖。
不要只有手臂旋轉，胸部也要跟著轉。

④ 吸氣

手臂回到原本的位置之後，讓腹部緩緩地往上拉提，同時放鬆身體，將空氣吸到骨盆底肌的位置。

吸氣時不要聳肩。

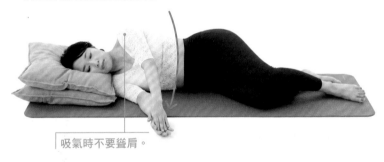

⑤ 一邊吐氣，一邊拉提骨盆底肌，同時持續呼吸

嘴巴緩緩吐氣，同時拉提骨盆底肌，然後重複10次呼吸。吸氣時，可放鬆骨盆底肌。接著往左邊側躺，再執行步驟①～⑤。

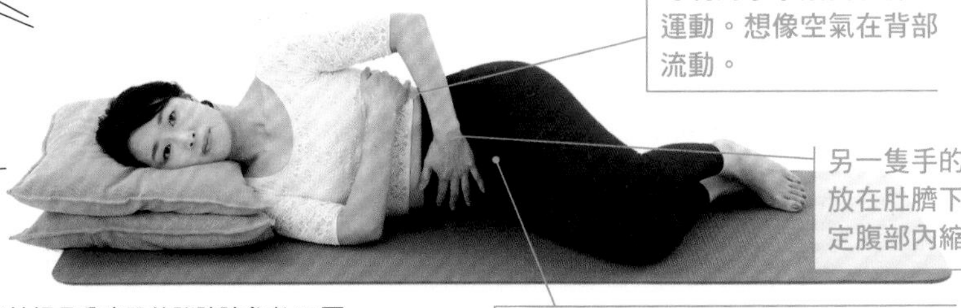
拉提腹部時，像是憋著屁不放的感覺！
可利用手掌感受肋骨的運動。想像空氣在背部流動。
另一隻手的掌心可放在肚臍下方，確定腹部內縮。
吸氣與吐氣時，腹部都不要往外推。

※拉提骨盆底肌的祕訣請參考57頁。

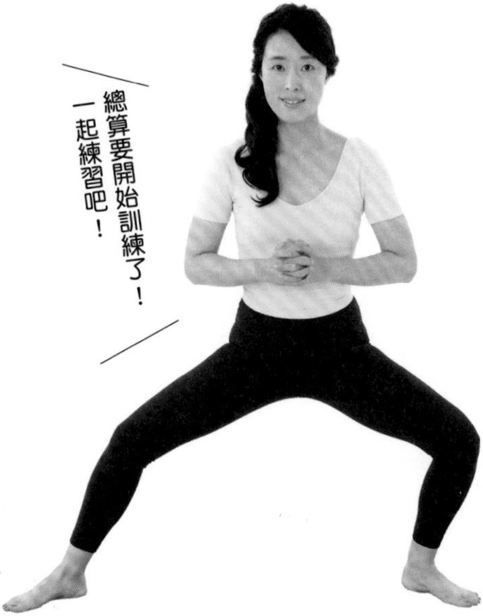

總算要開始訓練了！
一起練習吧！

第 3 章

改善漏尿與其他不適症狀的「預防漏尿訓練」

3週內慢慢地增加強度！讓我們開始「預防漏尿訓練」吧！

為了讓不擅長運動或體力不好的人也能順利鍛練骨盆底肌，我將預防漏尿訓練編排成每週增加強度的課程，由於每次只需要3～5分鐘就能完成，所以請大家至少一天練習1次，並持續練習3週。

由於骨盆底肌是平常不太容易注意到的肌肉，大部分的人在一開始都不知道什麼叫作「讓骨盆底肌動起來」的感覺，因此第1週的「溜滑梯訓練」會請大家隨著呼吸拉提骨盆底肌。只要每天重複這項訓練，應該就能慢慢體會到讓骨盆底肌動起來的感覺了。

預防漏尿訓練的重點共有3個。一是體會骨盆底肌及其他內核心肌群的運動；二是注意身體排列（骨骼相對位置），不管進行哪種訓練，都請記得挺直背部，盡可能讓身體左右對稱；三是注意呼吸。**透過呼吸掌握骨盆底肌拉提的感覺，可以更有效率地訓練骨盆底肌。因此開始訓練之前，請務必確實進行「胸部外旋」（50頁）訓練（大約需要2分鐘）**。若是還無法透過呼吸感受骨盆底肌向上拉提，不妨偶爾重新閱讀關於呼吸的說明（46頁）。

此外，內臟下垂至骨盆的人，若是不先解決內臟下垂的問題就開始訓練，有可能導致惡化。**因此，有內臟下垂問題或覺得陰部沉重者，可在第2週的時候繼續透過溜滑梯訓練來拉提臟器，之後再進行後續訓練。再者，如果訓練時覺得陰部有往外推的感覺，請停止訓練**。

預防漏尿訓練也能有效解決產後漏尿問題。生產之後愈早開始訓練，愈能早一步修復因分娩而受傷的骨盆底肌與周遭神經。不過每個人產後的身體狀況不同，建議等到不那麼疼痛、醫師也說沒問題後再開始訓練。

第1週的

預防漏尿訓練

溜滑梯

[有可能改善的症狀]

- 漏尿
- 小腹隆起
- 輕度內臟下垂
- 駝背
- 呼吸太淺※

※會造成疲勞、疲倦、不安、煩燥這類症狀。

“一起感受骨盆底肌動起來的感覺！”

第1週

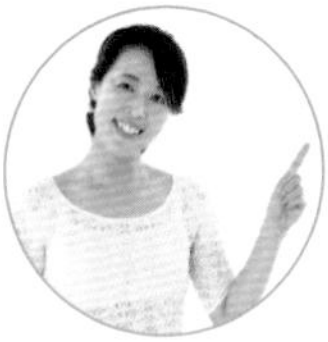

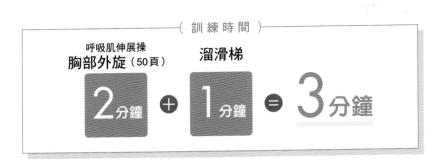

身體放鬆、搭配呼吸，讓骨盆底肌動起來

第1週的訓練是「溜滑梯」。請一邊吐氣，一邊像是憋住屁一樣收緊肛門，藉此往上拉提骨盆底肌。建議大家一開始先墊個坐墊，然後全身放鬆再開始訓練。感受到只有骨盆底肌在上下移動之後，就可以拿開坐墊，鍛練體幹、腳部與臀部的肌肉。

第1週到第3週的訓練有個共通之處，訓練時都要搭配「長呼吸」與「短呼吸」這2種呼吸方式。而這2種呼吸方式都需依照下部胸式呼吸法（47頁）的要領進行。長呼吸可以強化骨盆底肌的肌耐力，讓骨盆底肌更能撐住臟器；短呼吸則可以強化收緊尿道的爆發力，避免我們在遇到突發事件時漏尿。

訓練時間

呼吸肌伸展操
胸部外旋（50頁） 2分鐘 ＋ **溜滑梯** 1分鐘 ＝ 3分鐘

預防漏尿訓練 ❶

溜滑梯的實踐方法

「溜滑梯」是鍛練骨盆底肌的基本訓練。
讓我們配合呼吸，掌握放鬆與收縮骨盆底肌的感覺吧！

① 一邊感受骨盆底肌，一邊**呼吸**

1 長呼吸

一邊「哈～」地吐氣，
一邊拉提骨盆底肌
↓
骨盆底肌維持收縮狀態10秒，
同時自然地呼吸
（維持10秒×3次）

2 短呼吸

一邊用力地「哈！」吐氣，
一邊拉提骨盆底肌
↓
放鬆骨盆底肌與吸氣
（哈！→吸氣、哈！→吸氣……
帶有韻律感地重複10次）

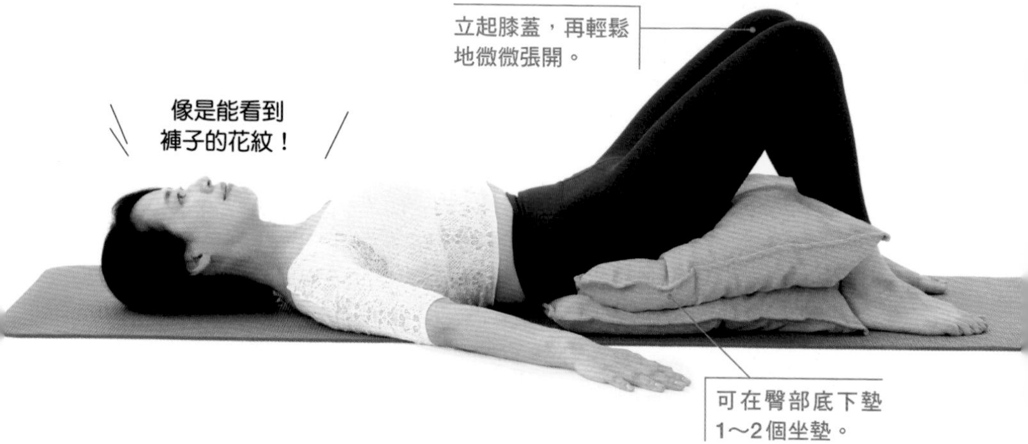
立起膝蓋，再輕鬆地微微張開。
像是能看到褲子的花紋！
可在臀部底下墊1～2個坐墊。

利用坐墊墊高臀部之後，若覺得骨盆傾斜、內臟往胸口移動，代表動作做對了。

option 更簡單！

如果還是無法感受到骨盆底肌，可使用椅子輔助

將雙腳放在椅子或是矮桌上，放鬆腳部與臀部，
再進行右頁步驟①與②的呼吸訓練。

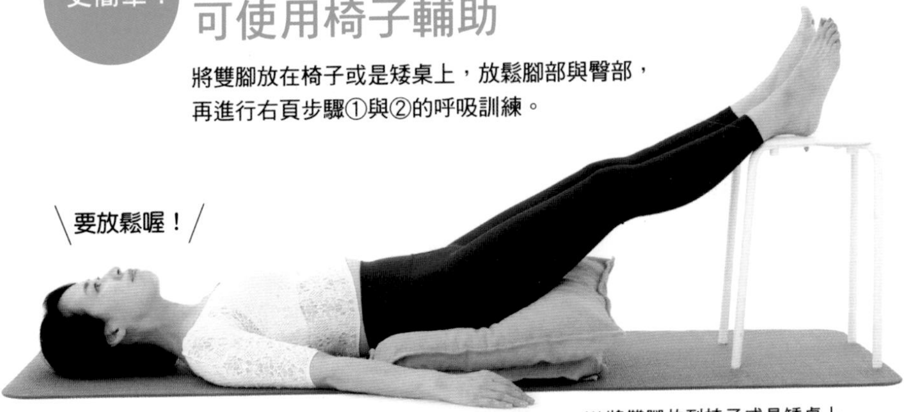

※將雙腳放到椅子或是矮桌上面的時候，建議先放一隻腳，再放另一隻腳，以免腳摔下來。

option 熟悉之後…

感受到骨盆底肌之後，就拿掉坐墊試試看！

先仰躺，立起膝蓋，一邊吐氣，一邊抬高臀部，直到與脊椎呈一直線。維持「膝蓋到肩膀呈一直線」的姿勢，同時進行右頁步驟①與②的呼吸訓練。

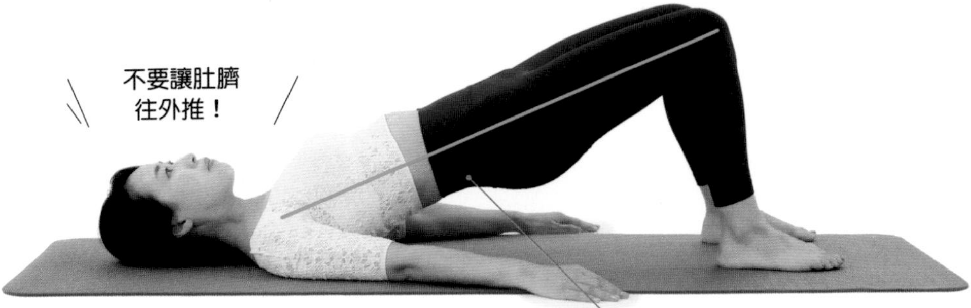

第2週的

預防漏尿訓練

螢火蟲＋手肘著地

［有可能改善的症狀］

- 漏尿
- 小腹隆起
- 輕度內臟下垂
- 腰痛
- 肩膀僵硬
- 駝背
- 呼吸太淺※

※ 會造成疲勞、疲倦、不安、煩燥這類症狀。

“讓腹部收縮，
感受骨盆底肌的存在，
也有助於修飾腰線！”

第2週

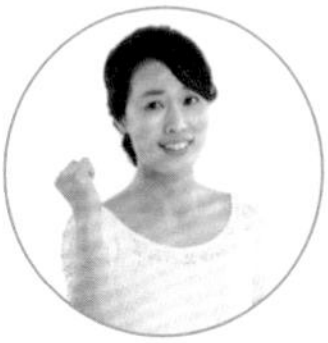

試著
利用腹部的肌肉
拉提骨盆底肌

第２週的預防漏尿訓練是於四足跪地的姿勢進行的。當我們呈現四足跪地姿勢，肚子就會往地面下垂，此時若如穿緊身褲時用力縮肚子，腹部的肌肉（腹橫肌）就會動起來，讓骨盆底肌更容易往上拉提。

「螢火蟲」這個動作是模仿螢火蟲用臀部的光照亮地面與牆壁的姿勢，除了會用到腹部肌肉，還會使用脊椎附近的肌肉（多裂肌）。放鬆背部肌肉的伸展操能矯正我們的姿勢，讓呼吸變得更深。而接下來的「手肘著地」的重點，則是在肚子內縮時搭配於第１週練習的呼吸法，也就是「吸氣時放鬆骨盆底肌，吐氣時拉提骨盆底肌」。

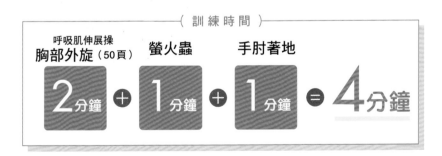

訓練時間

呼吸肌伸展操
胸部外旋（50頁）　2分鐘 ＋ **螢火蟲** 1分鐘 ＋ **手肘著地** 1分鐘 ＝ 4分鐘

預防漏尿訓練 ❷

螢火蟲的實踐方法

背部肌肉的伸展能有效改善呼吸與姿勢。
當脊椎恢復原有的S曲線，
骨盆底肌的負擔也會跟著減少。

① 利用臀部的光照亮地板

第一步先四足跪地，接著一邊吐氣，一邊讓骨盆傾斜，感覺就像是螢火蟲以臀部的光照亮地板一樣。

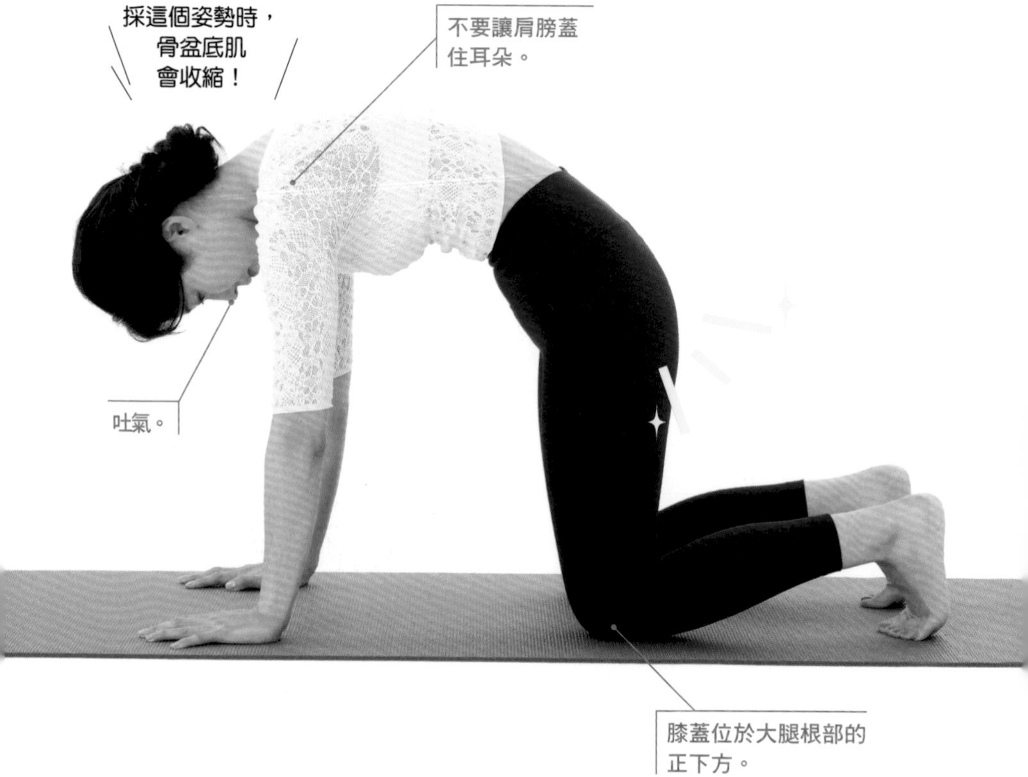

採這個姿勢時，骨盆底肌會收縮！
不要讓肩膀蓋住耳朵。
吐氣。
膝蓋位於大腿根部的正下方。

② 利用臀部的光照亮後面的牆壁

一邊吸氣，一邊以臀部的光照亮後面的牆壁。同時搭配呼吸，以流暢的動作在１分鐘之內重複步驟①與②。

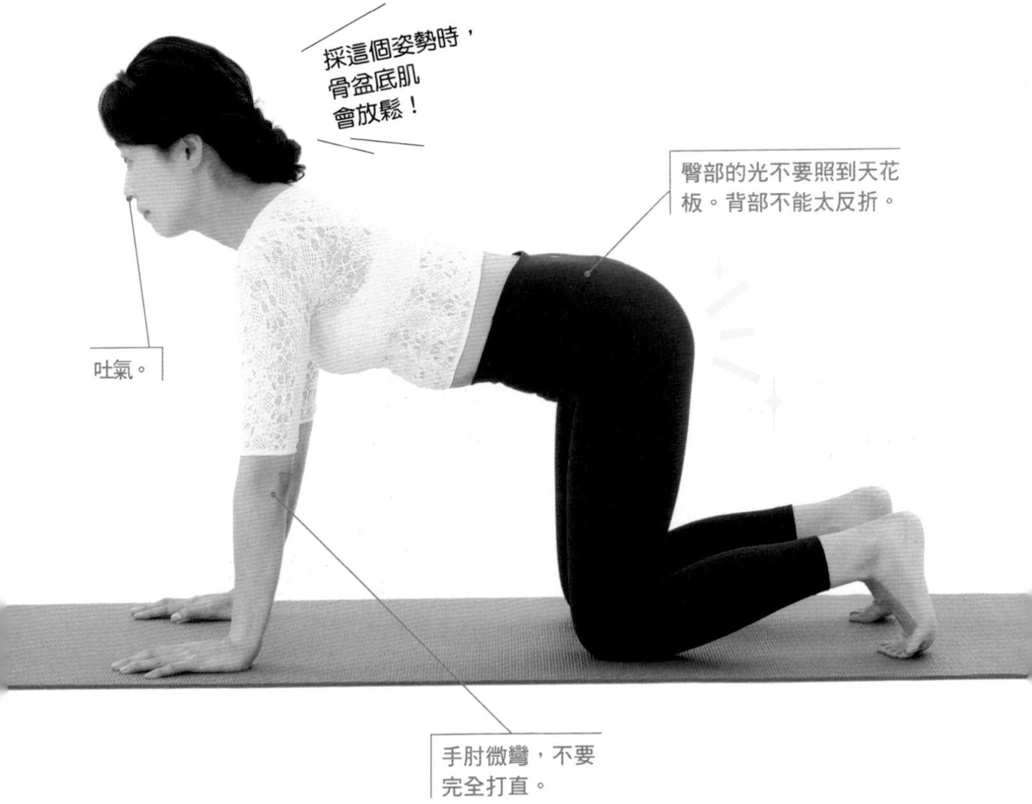
採這個姿勢時，
骨盆底肌
會放鬆！
臀部的光不要照到天花板。背部不能太反折。
吐氣。
手肘微彎，不要完全打直。

預防漏尿訓練 ❸

手肘著地的實踐方法

如穿緊身褲般收緊肚子的動作，
除了可以強化拉提骨盆底肌的力道，還能緊實腹部。

① 在腹部內縮的情況下**呼吸**

先做出手肘著地的四足跪地動作。讓肚臍往脊椎的方向內縮，同時進行長呼吸與短呼吸。

1 長呼吸

一邊「哈～」地吐氣，
一邊拉提骨盆底肌
↓
骨盆底肌維持收縮狀態10秒，
同時自然地呼吸
（維持10秒×3次）

2 短呼吸

一邊用力地「哈！」吐氣，
一邊拉提骨盆底肌
↓
放鬆骨盆底肌與吸氣
（哈！→吸氣、哈！→吸氣……
帶有韻律感地重複10次）

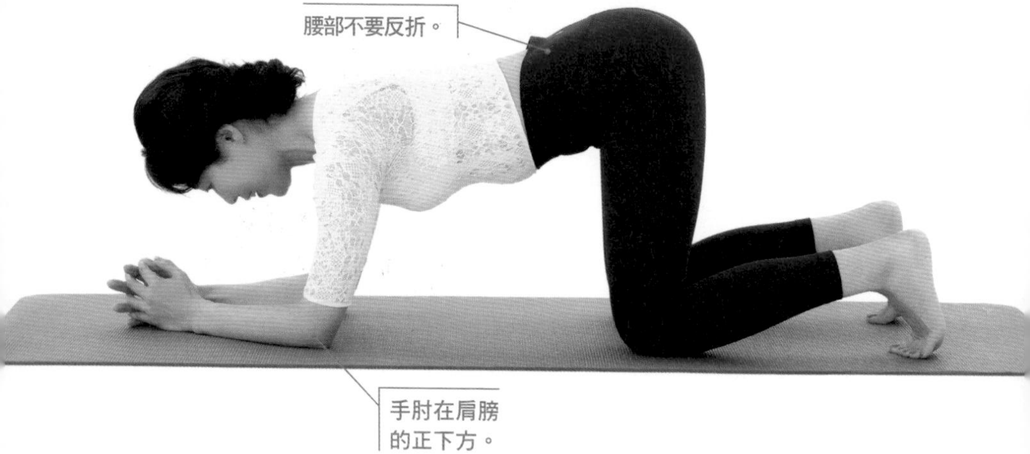

只要覺得自己正利用腹部的肌肉拉提腹部與骨盆底肌即可。

這樣NG！

一旦腰部反折，就無法拉提骨盆底肌

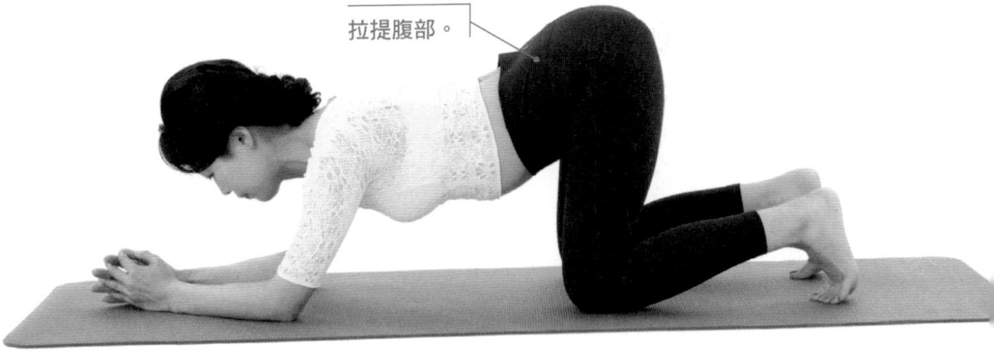

這樣NG！

駝背與圓肩的人常這樣

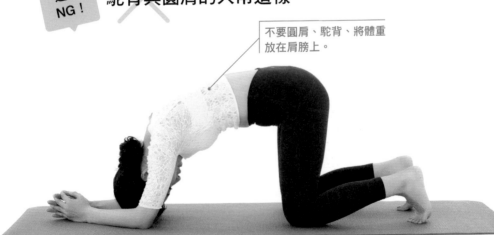

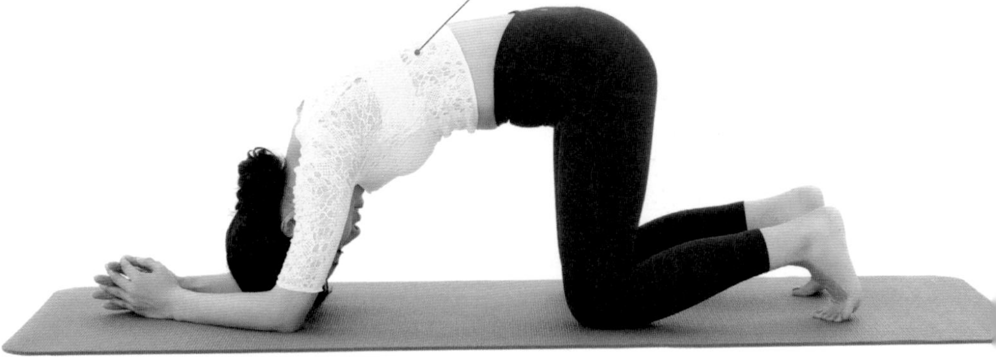

第3週的

預防漏尿訓練

臀部伸展＋髖關節外張

［有可能改善的症狀］

- 漏尿
- 小腹隆起
- 臀部下垂
- 下半身疲倦
- 腳部冰冷
- O型腿、內八

“這次要讓骨盆底肌
與臀部的肌肉
一起動起來！”

第3週

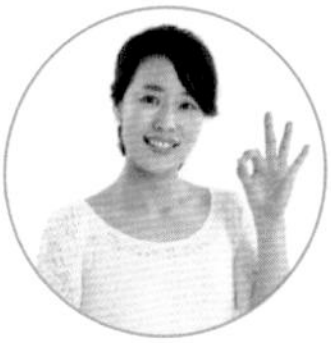

這次要讓骨盆底肌與臀部的肌肉一起動起來！

第2週的訓練裡，我們讓腹部的肌肉與骨盆底肌同時動了起來，而第3週的預防漏尿訓練則會用到位於臀部深處的肌肉（髖關節外旋肌群）。顧名思義，這個肌群可讓髖關節向外張開，由於平常使用頻率不高，這個肌群很容易變得僵硬或是退化，但正常情況下能有效改善漏尿問題。

我們很難察覺這塊肌群的正確位置，所以要先透過「臀部伸展」訓練找到它。如果覺得臀部深處的肌肉伸展開來，就代表「髖關節外張」訓練有正確做到。強化這塊肌肉的好處除了能讓臀部變翹，還能改善下半身疲倦、冰冷與水腫的問題，很建議有這類問題的人嘗試鍛練。

這週的訓練強度雖然高於第1、2週的訓練，但同樣要注意身體排列與呼吸的問題。

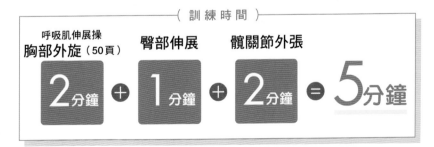

（訓練時間）

呼吸肌伸展操 胸部外旋（50頁） 2分鐘 ＋ 臀部伸展 1分鐘 ＋ 髖關節外張 2分鐘 ＝ 5分鐘

預防漏尿訓練 ❹

臀部伸展的實踐方法

一邊緩緩地吐氣，一邊讓肌肉一寸一寸地伸展開來。
這個訓練能讓臀部到大腿根部的肌肉變得柔軟！

① 先仰躺，再抱住腳

先仰躺在地上，再立起兩腳的膝蓋。接著讓左腳像是盤腿坐一般，壓在右腳上面，然後用雙手抓住左腳，再緩緩地吸氣。

讓左手穿過左右腳構成的△之中！

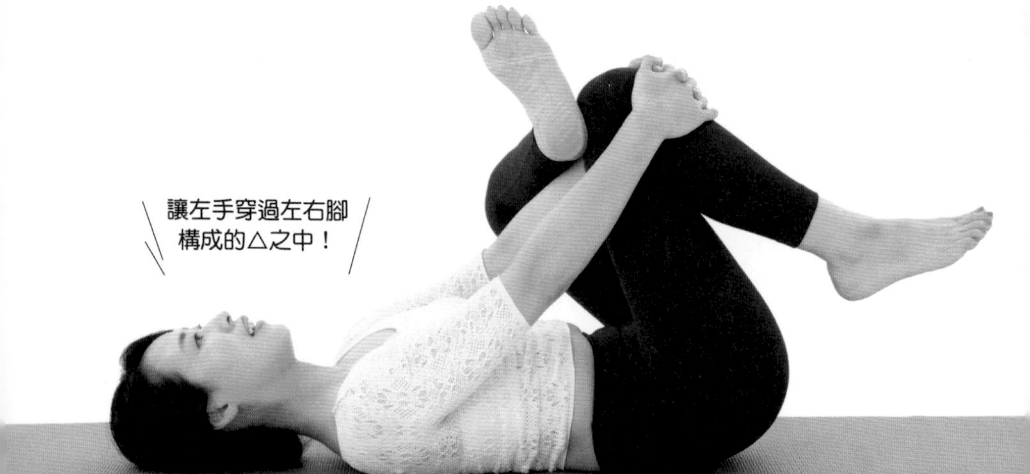

② 拉開臀部到大腿根部的肌肉

一邊吐氣，一邊將右腳膝蓋拉近右側胸口。維持這個姿勢10～20秒，同時自然地呼吸。另一側的肌肉也要依照相同方式拉開。

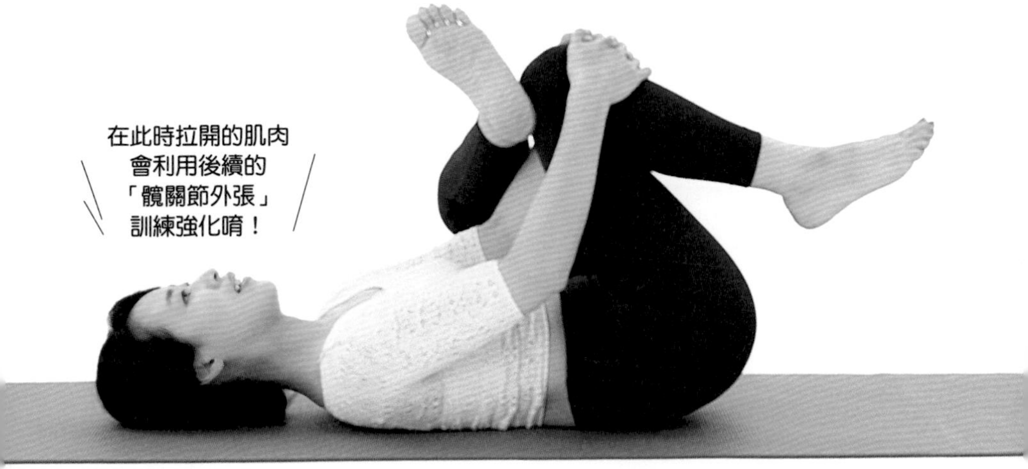
在此時拉開的肌肉
會利用後續的
「髖關節外張」
訓練強化唷！

※膝蓋會痛的人，可跳過這個步驟。

option 更簡單！

臀部肌肉太僵硬的人可抱住疊在上方的腳

如果很難抱住下面的腳，也可以試著將壓在上面的腳拉往胸口就好。

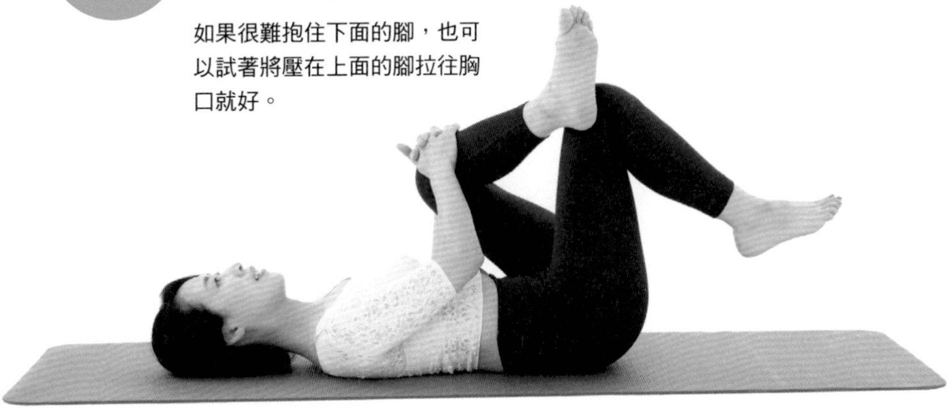

預防漏尿訓練 ❺

髖關節外張的實踐方法

進行這項訓練時，
除了拉提骨盆底肌，也要收緊臀部的肌肉。

① 側躺

先在地上側躺，再微微彎曲膝蓋。確認骨盆沒有前後傾倒後，將手輕輕地扶在臀部上。

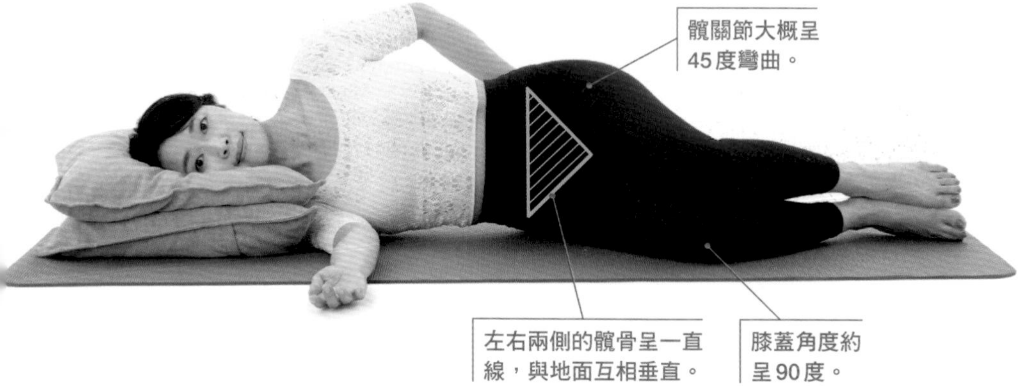
髖關節大概呈
45度彎曲。
左右兩側的髖骨呈一直
線，與地面互相垂直。
膝蓋角度約
呈90度。

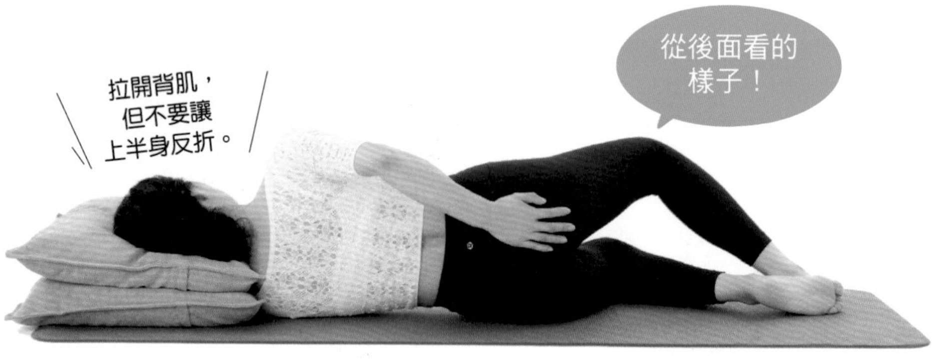
拉開背肌，
但不要讓
上半身反折。
從後面看的
樣子！

②腿張開，一邊收緊骨盆底肌與臀部，一邊**呼吸**

1 長呼吸

一邊吐氣，一邊張開大腿，
拉提骨盆底肌
↓
維持這個姿勢10秒，
同時自然地呼吸
（維持10秒×3次）

2 短呼吸

一邊吐氣，一邊張開大腿，
拉提骨盆底肌
↓
閉合大腿，放鬆肌肉並吸氣
（哈！→吸氣、哈！→吸氣……
有韻律感地重複10次）

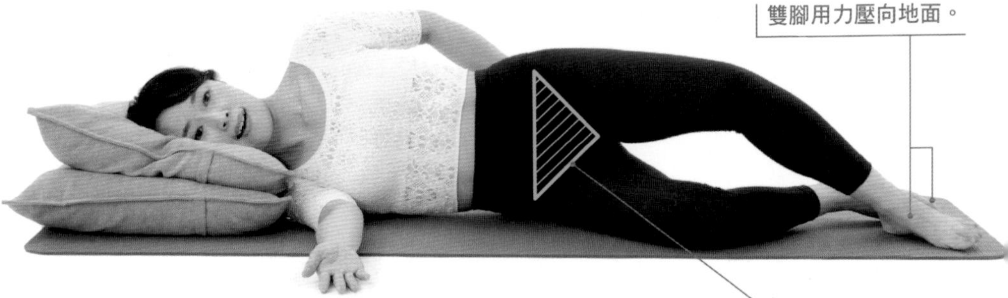
雙腳用力壓向地面。
大腿開闔的同時，骨盆保持步驟①的狀態，注意不要前後晃動。

腹部與骨盆底肌一起出力就OK！

option

進階篇

強化臀部肌肉的耐力！

將健身彈力帶套在雙腳，比較容易掌握骨盆底肌與臀肌（臀部肌肉）出力的感覺。請試著搭配71頁步驟②的呼吸，連續讓大腿開闔10～20次！

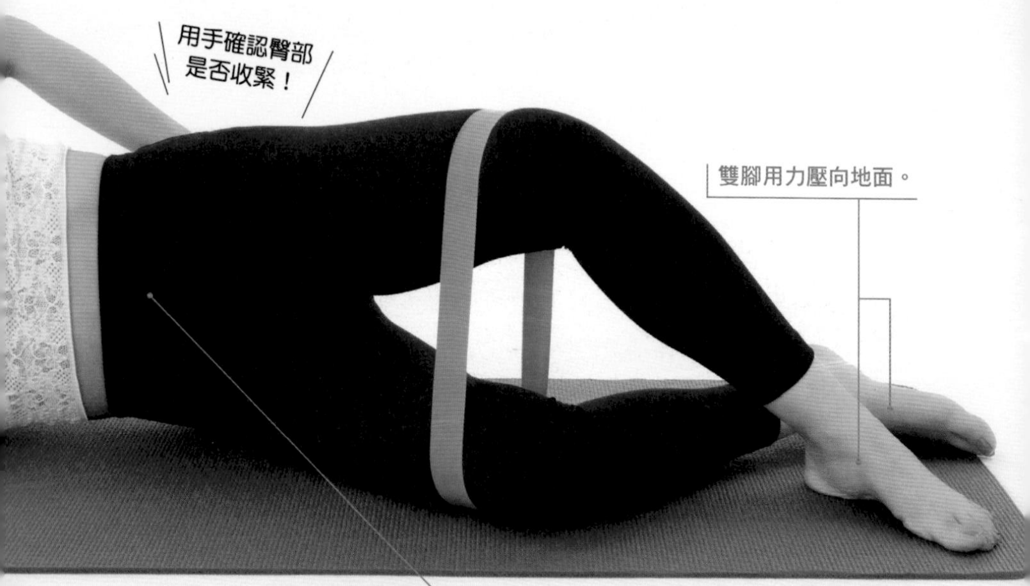

用手確認臀部是否收緊！
雙腳用力壓向地面。
肚臍一樣朝向正前方。

※過度訓練的話，有可能會覺得痛，建議一開始的動作不要太多，次數不要太多。

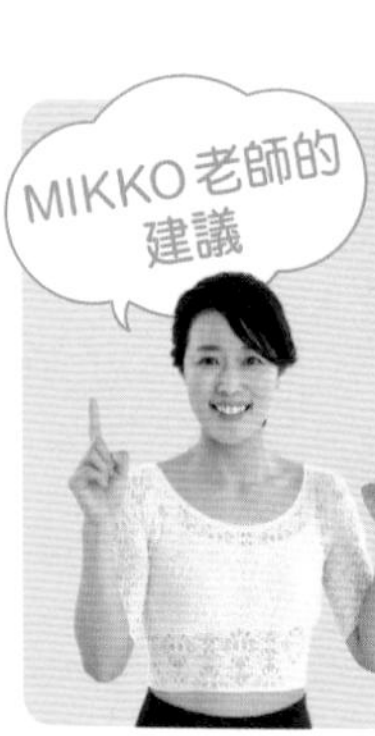

MIKKO老師的建議

骨盆不要往前後或左右傾斜

大腿開闔的時候，記得不要讓骨盆前後傾倒，而且要打直背部、肚子內縮，同時還要讓上面那隻腳的腳底用力壓向地面，姿勢才會比較穩定。建議大家將手扶在臀部上，確認臀部的肌肉是否收縮變硬。

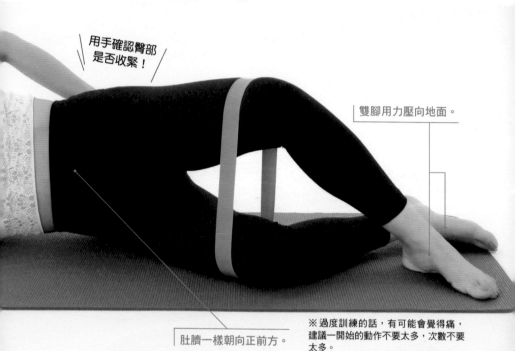

這樣NG！

骨盆向後傾斜，肚臍朝天

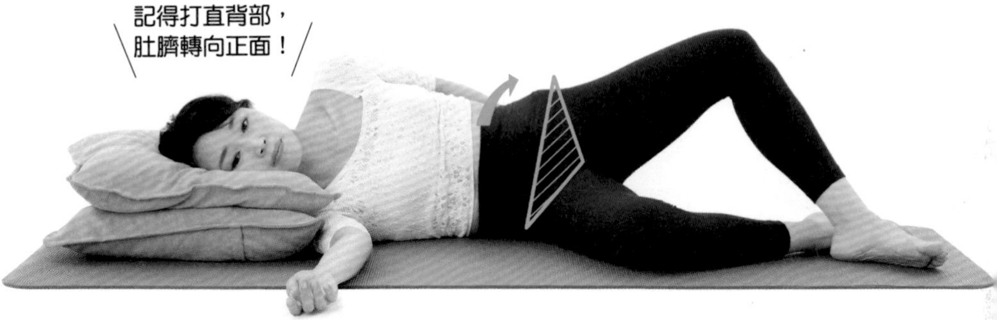

這樣NG！

肚臍朝向地面（骨盆向前傾斜）

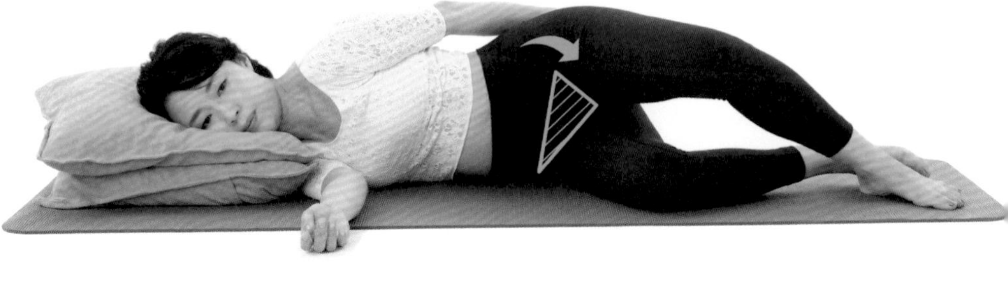

給想要
更進階的人

挑戰！

預防漏尿訓練

擴胸

平衡步行

寬深蹲

“鍛練全身，
打造不會漏尿的身體，
也能矯正姿勢與修飾身型！”

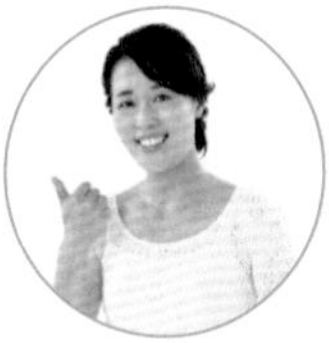

除了骨盆底肌之外，讓全身均衡地承受負擔！

第4週之後，可重複進行前3週的「預防漏尿訓練」。如果很忙的話，也可以只做一種；有時間的話，則可以全部都做。要想看到效果，就得持之以恆地訓練，最理想的模式則是每天訓練，只不過姿勢若是不正確，就無法有效減輕骨盆底肌的負擔，效果也會大打折扣。接下來要介紹的，是讓身體記住正確姿勢、全身承受適當壓力的訓練。

這項訓練比之前介紹的訓練更加吃力，所以體型的變化也會更加快速。許多學生都紛紛告訴我：「肚子瘦下去了！」「全身的肌肉變得更有力了！」「舉手投足這些日常動作變得更順暢了！」。建議大家以每週訓練2次為目標，試著挑戰這項訓練吧！

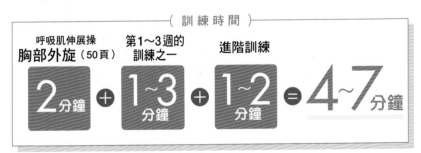

訓練時間

呼吸肌伸展操
胸部外旋（50頁）
2分鐘

＋

第1～3週的訓練之一
1～3分鐘

＋

進階訓練
1～2分鐘

＝ 4～7分鐘

※第1～3週的訓練也可以不只做一種。「進階挑戰」的訓練共有3種，建議大家以一天做1種、每週做2次為目標，在不會覺得太吃力的情況下挑戰看看。

預防漏尿訓練 ❻

擴胸的實踐方法

這項訓練的主要目的是擴胸，沒辦法讓身體彎得很下去也沒關係。
拉開胸肌能有效解決肩膀僵硬的問題，並讓鎖骨一帶變得更加漂亮。

有可能改善的症狀：漏尿　小腹隆起　肩膀僵硬　駝背　胸部下垂

① 雙手在背後交握並挺胸

先坐在地上，再讓雙手在背後交握。緩緩吸氣後，一邊吐氣，一邊將胸部往後拉，同時讓肩胛骨往中央靠攏，藉此向前挺起胸部。

不要讓手臂夾住身體！

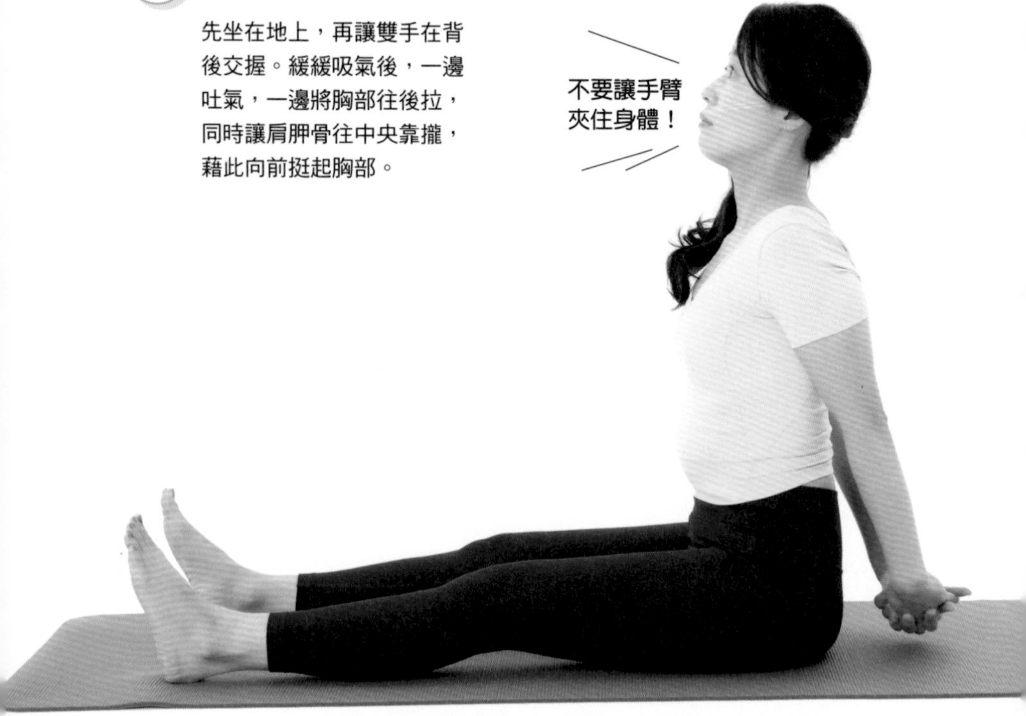

※雙手沒辦法在背後交握的人，可用拿著毛巾代替。
※不要勉強自己打直手肘、抬高手臂或是抬頭，以免不小心受傷。

② 伸展胸部與肩膀

緩緩吸氣後，一邊吐氣，一邊讓胸部往前傾斜，使心窩上方的胸部往前彎。

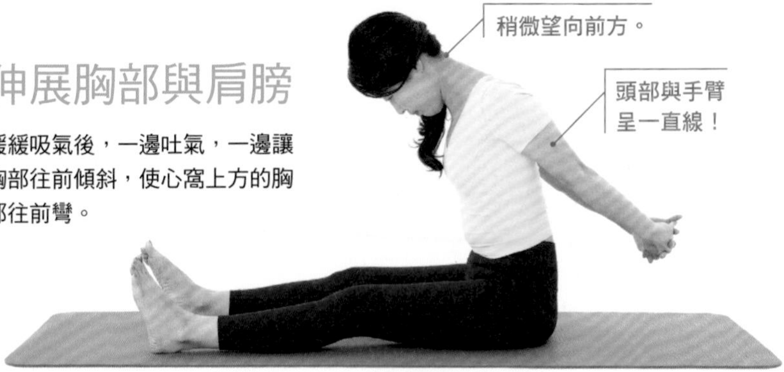
稍微望向前方。
頭部與手臂呈一直線！

※如果為了多彎一點而將頭部往前推，會讓脖子受傷，所以動作一開始不要太大。

③ 向前伸直手臂

緩緩吸氣後，一邊吐氣，一邊鬆開雙手，讓雙手與地面保持平行，同時從背後往前畫一個大圓。

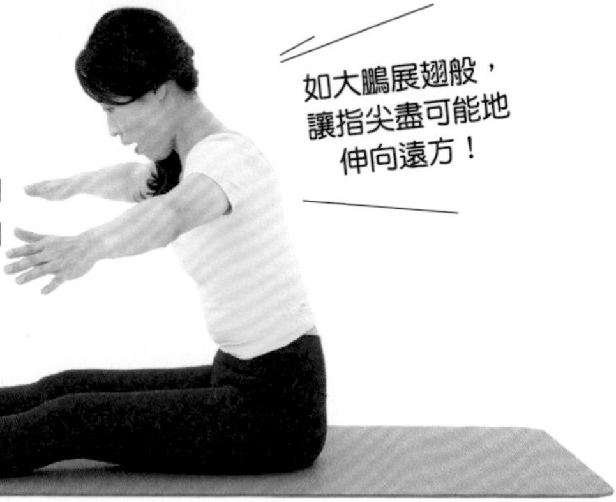
如大鵬展翅般，讓指尖盡可能地伸向遠方！

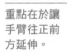

④ 收緊腹部與骨盆底肌，同時身體往前傾

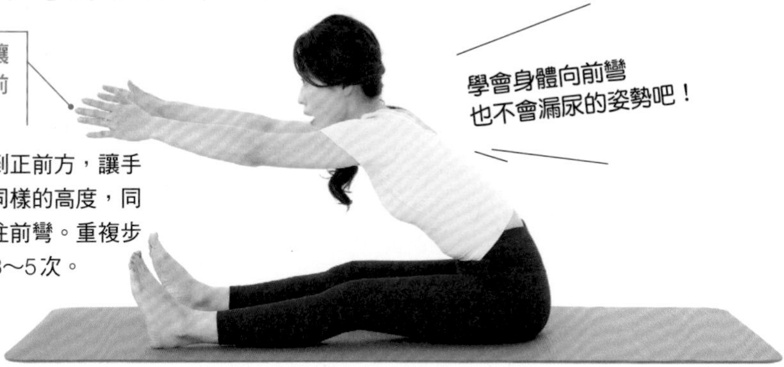
重點在於讓手臂往正前方延伸。
學會身體向前彎也不會漏尿的姿勢吧！

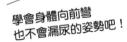

當手臂回到正前方，讓手臂維持在同樣的高度，同時讓身體往前彎。重複步驟①～④3～5次。

預防漏尿訓練 ❼

平衡步行的實踐方法

收縮骨盆底肌，以正確的姿勢原地踏步的運動。
難度比想像高出一點。

有可能改善的症狀：漏尿　小腹隆起　駝背　腿部肌力不足

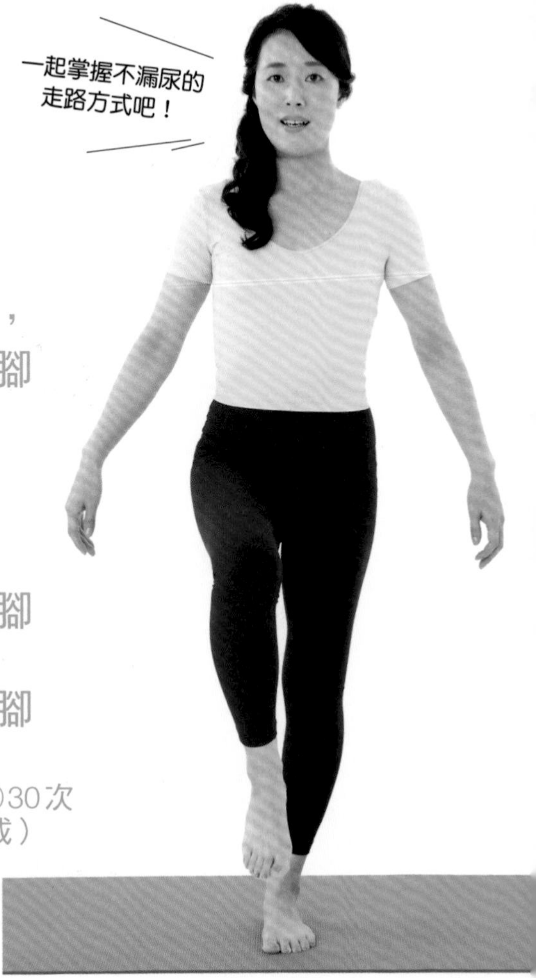

① 立正站好，再收縮腹部與骨盆底肌

② 慢慢地吸飽氣後，吐氣的同時抬單腳

③ 慢慢吸飽氣後，吐氣的同時將步驟②抬起的腳用力踏向地面，接著抬起另一隻腳

目標是重複步驟②～③30次
（大概在1分鐘之內完成）

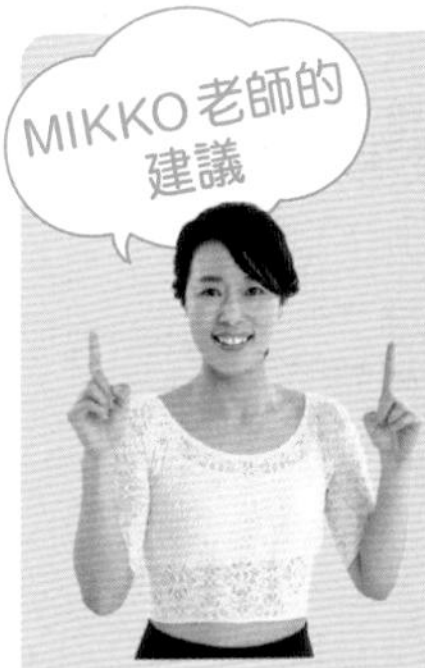
MIKKO老師的
建議

試著讓訓練的動作與日常生活的動作融合

平衡步行可完整訓練穩定軀幹的內核心肌群（30頁）、維持姿勢的抗重力肌（43頁），讓腳部上下運動的腳部與腰部肌肉，這些肌肉也與步行或站立等日常動作息息相關。除了訓練時觀察骨盆底肌以及上述肌肉的運動，不妨在日常生活中多注意這些肌肉的運動，慢慢地就不會再因為提重物、彎腰、站立而擔心漏尿了。

這樣NG！

膝蓋不要往內夾或往外翻

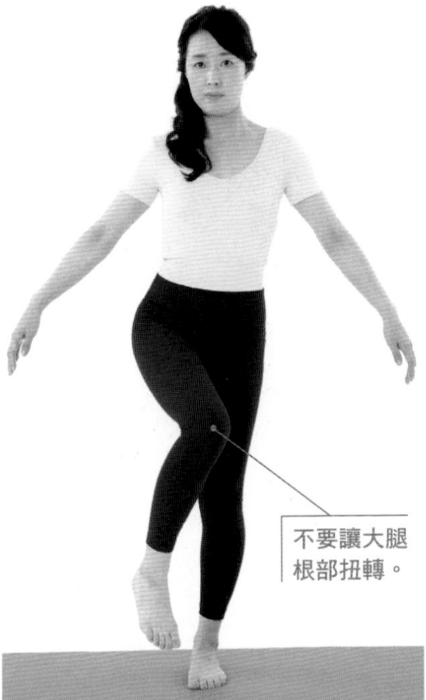
不要讓大腿根部扭轉。

這樣NG！

不要讓腰部的左右兩側不一樣高，也不要讓骨盆向前後傾倒

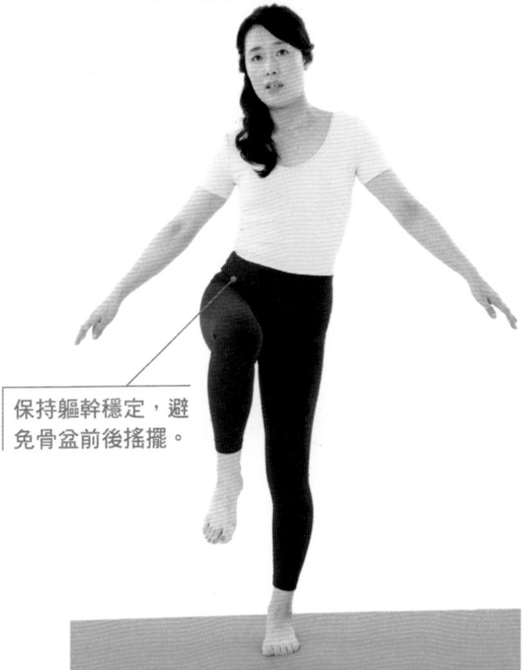
保持軀幹穩定，避免骨盆前後搖擺。

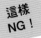

預防漏尿訓練 ❽

寬深蹲的實踐方法

全面訓練「預防漏尿所需的肌耐力」，
收緊骨盆底肌的同時，讓全身上下、左右移動。

有可能改善的症狀：漏尿｜小腹隆起｜下半身的疲勞

① 大幅張開雙腳站立

先讓雙腳張開至肩寬的1.5倍寬度，接著腳尖往外張開，大約呈30～45度左右。打直背部、肚子內縮，再一邊吐氣，一邊收緊骨盆底肌。

要徹底收緊
骨盆底肌唷！

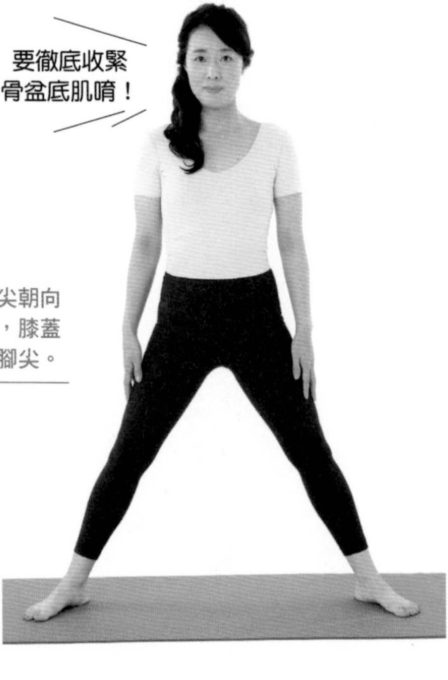

② 收緊骨盆底肌，同時讓腰部緩緩下沉

緩緩地吸氣後，一邊吐氣，一邊讓腰部下沉。

骨盆底肌
有沒有收緊呢？

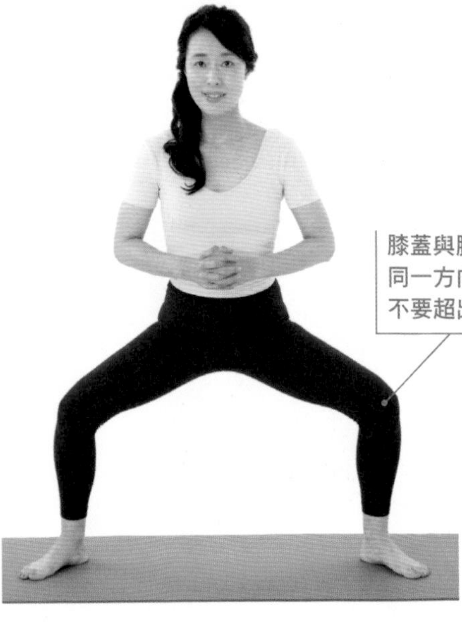

膝蓋與腳尖朝向同一方向，膝蓋不要超出腳尖。

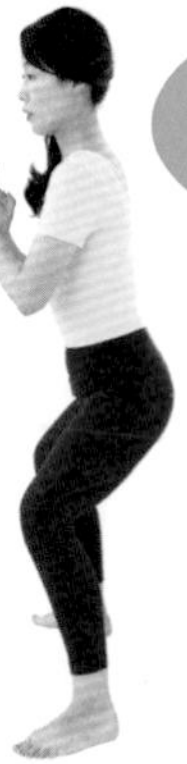
注意是否
駝背或腰部反折，
能看著鏡子練習唷！
從側面看的
樣子！

③ 保持腰部下沉，讓身體往左右兩側滑動

在收緊骨盆底肌的狀態下，一邊自然地呼吸，一邊維持步驟②的姿勢，讓身體往左右兩側微幅滑動。目標是重複10～20次。

④ 保持腰部下沉，讓身體上下滑動

在收緊骨盆底肌的狀態下，一邊自然地呼吸，一邊維持步驟②的姿勢，讓身體往上下兩端微幅滑動。目標是重複10～20次。

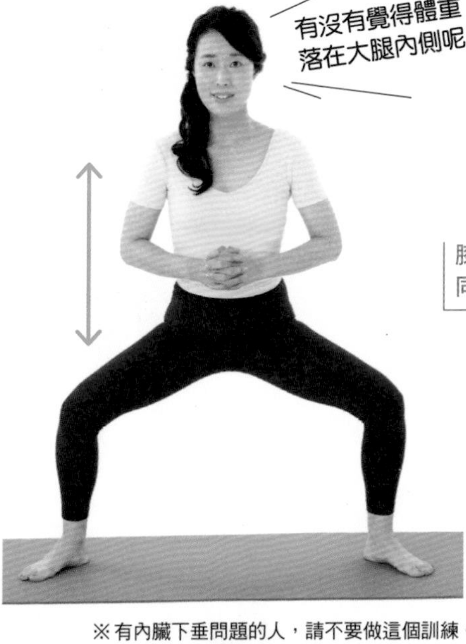
有沒有覺得體重
落在大腿內側呢？

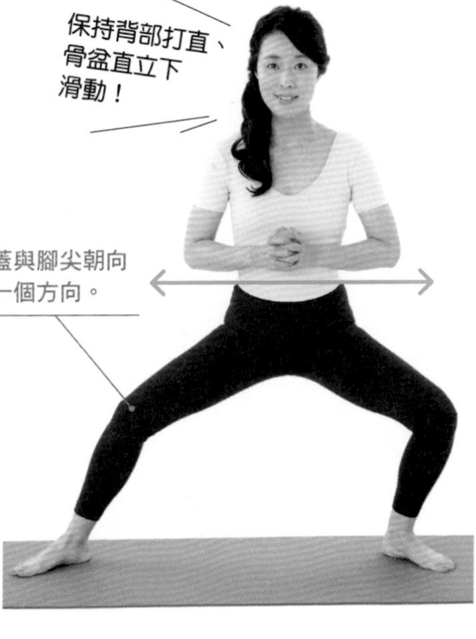
保持背部打直、
骨盆直立下
滑動！
膝蓋與腳尖朝向
同一個方向。

※有內臟下垂問題的人，請不要做這個訓練。
※一開始不用勉強自己做太多次，之後再慢慢增加次數即可。

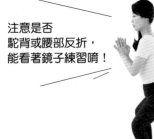

大全餐！

預防漏尿訓練 完整版

若剛好有時間，或心血來潮的話，不妨挑戰整套的預防漏尿訓練！這套訓練能幫助我們確認身體的變化，所以能明顯感受到訓練的效果（大概需要15分鐘）。

MIKKO老師也提供了課程影片，可以跟著影片做做看！

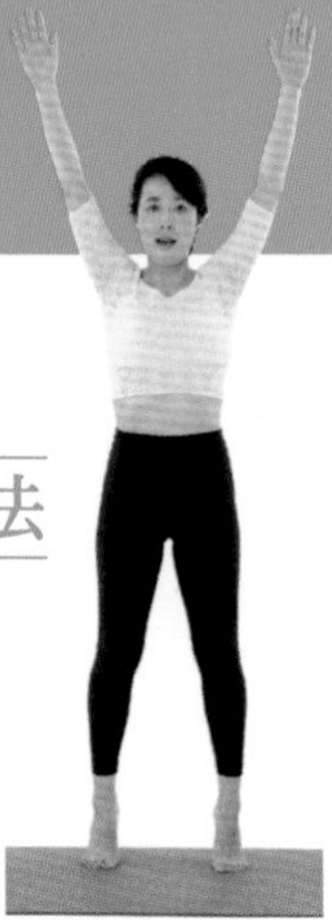

1 腳底平衡法

（36頁）

↓

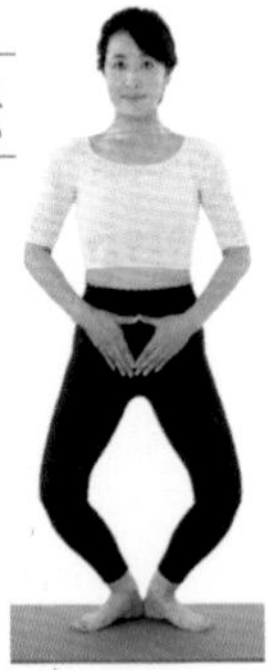

2 骨盆升降法

（40頁）

↓

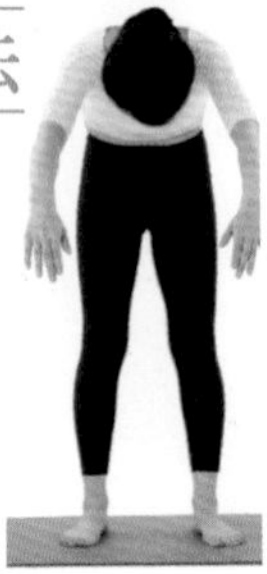

3 節節鬆開脊椎法

（44頁）

↓

4 桌子平衡法

（38頁）

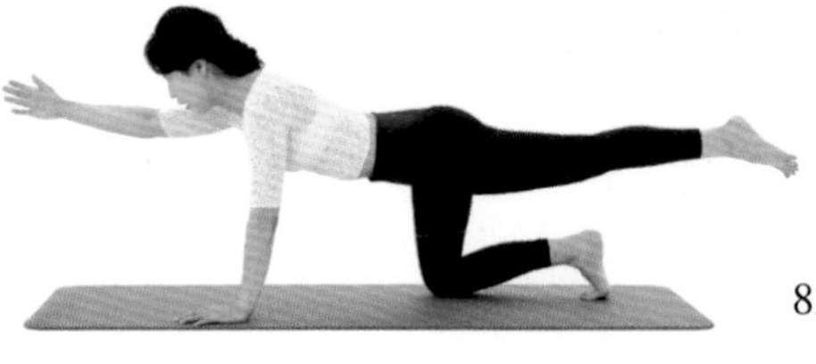

↓

5 手肘著地

（64頁）

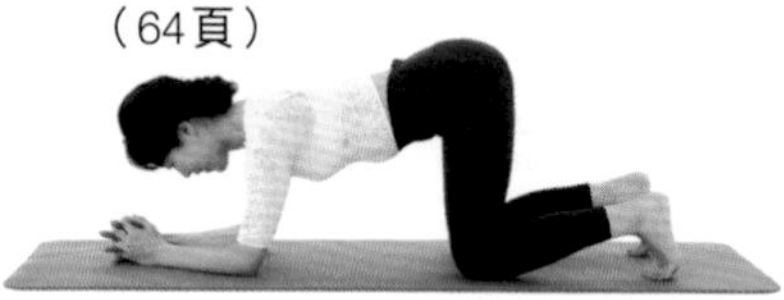

↓

6 擴胸

（76頁）

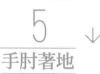

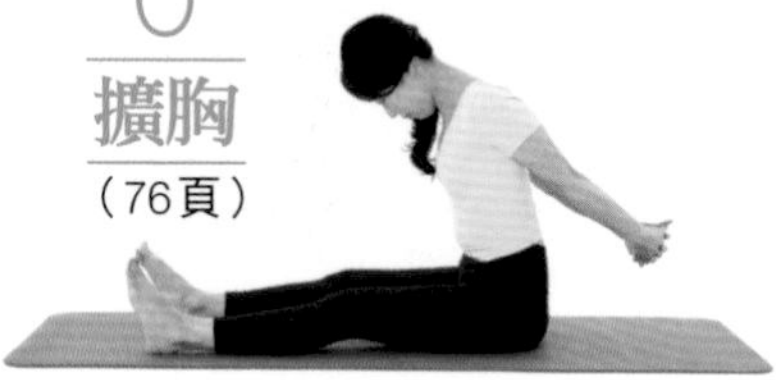

↓

7 溜滑梯

（58頁）

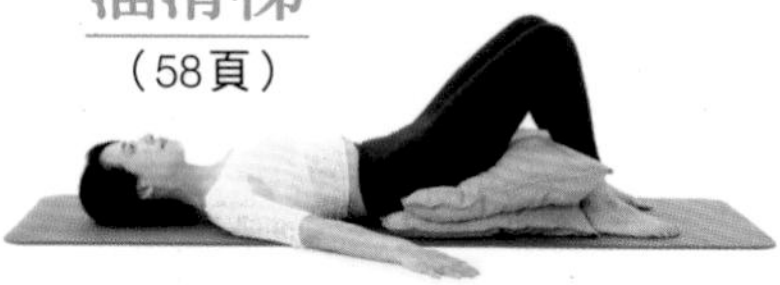

8
臀部伸展
（68頁）

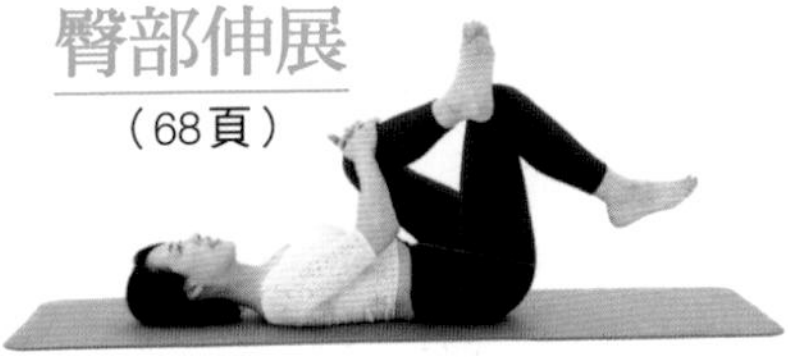

9
髖關節外張
（70頁）

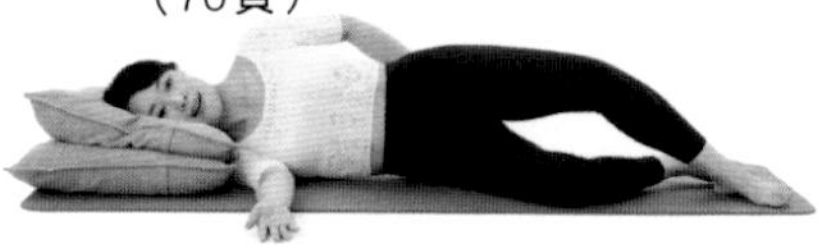

10
桌子平衡法
（38頁）

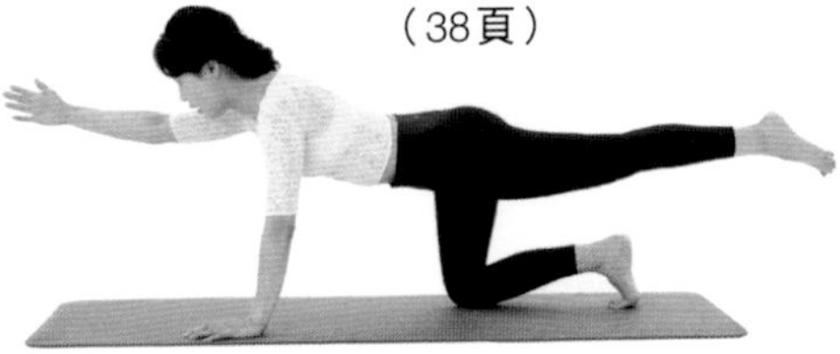

11
節節鬆開脊椎法
（44頁）

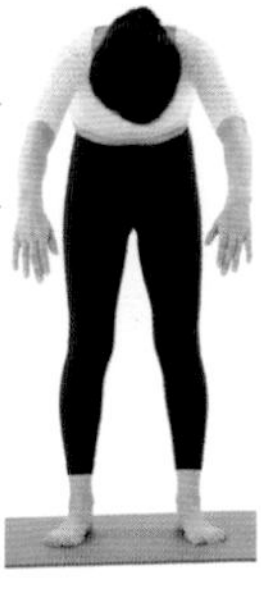

12
寬深蹲
（80頁）

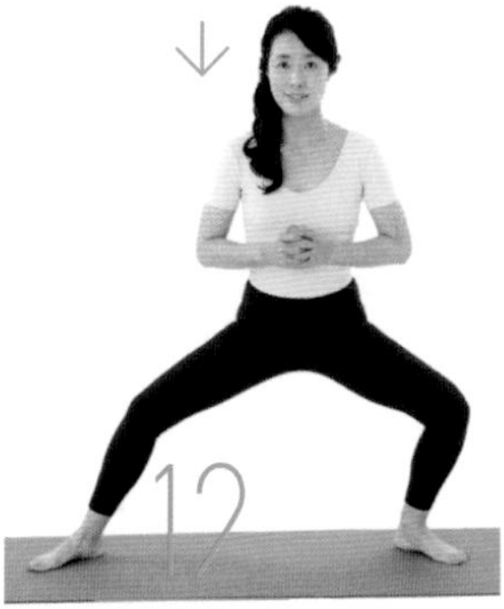

13
平衡步行
（78頁）

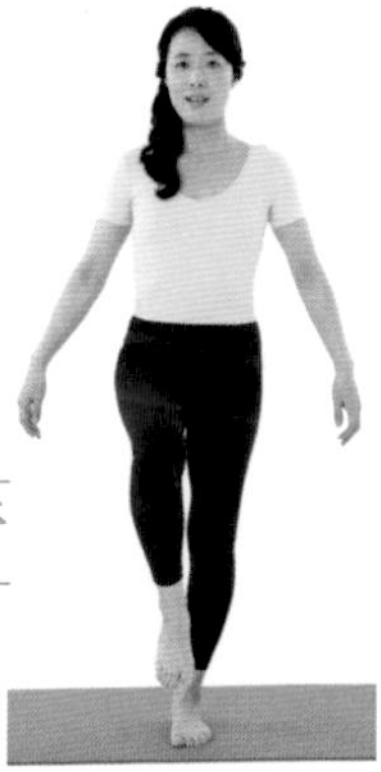

14
腳底平衡法
（36頁）

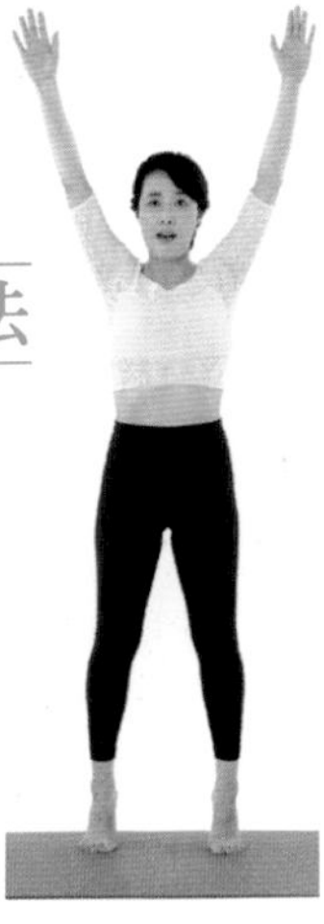

15
骨盆升降法
（40頁）

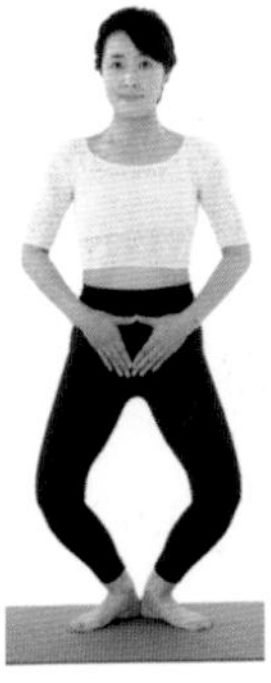

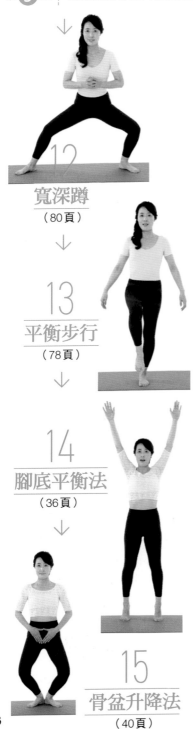

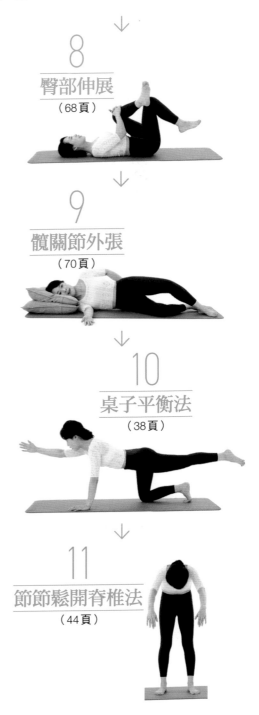

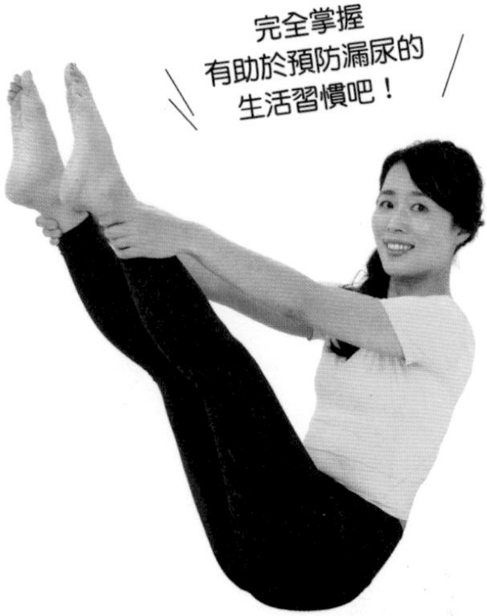
完全掌握
有助於預防漏尿的
生活習慣吧！

第 4 章

打造健康的身體，掌握維持健康與充實人生的生活習慣

「預防漏尿的生活習慣」能維持老年身心健康、讓人生更充實

排尿、排便這類排泄機能是人類最基本的生理需求，就像希望能自行進食、自然熟睡一樣，所有人都希望能夠「自行排泄」。

我很常聽到有人因為漏尿、頻尿的問題，害怕出門或與人見面，整天把自己關在家裡而導致憂鬱，也常聽到有的人因為年紀增長、運動不足而罹患衰弱症（隨著年紀增長，身心活力衰退的狀態），甚至生活無法自理，需要旁人照顧。尤其排泄問題，對於照顧者及被照顧者而言，都是一大負擔。

如此說來，能正常地排泄，就能維持自信及生活健康，這也是讓人生變得充實的一大課題。不管是為了自己，還是為了照顧者，建議大家都透過預防漏尿訓練來照顧身體。

骨盆底肌退化是造成漏尿的主因之一。或許大家會覺得「年老等於退化」，但其實不是這樣的。相信各位身邊應該也有明明年紀相仿、看起來卻很年輕的人吧？雖然每個人的年齡都是等速增加，但是衰退的速度卻因人而異。

肥胖、便祕、姿勢不良及其他生活習慣，都會造成骨盆底肌退化。所以若是不解決肥胖問題或矯正姿勢，不管再怎麼努力實踐預防漏尿訓練，效果恐怕仍舊不彰。因此，建議大家在實踐預防漏尿訓練的同時，試著改掉對骨盆底肌造成不良影響的壞習慣。

本章整理了一些與預防漏尿的體質有關的內容，大家可以培養好「預防漏尿的生活習慣」，幫助自己打造年老時仍可自行控制排泄的體質。

我該不會有頻尿問題吧？覺得不安就撰寫「排尿日誌」吧！

一般而言，起床到就寢前排尿次數超過8次、半夜起床上廁所的次數超過1次，就算是頻尿。不過這裡提到的次數只是參考，只要覺得「排尿次數比以前多」而懷疑自己是不是有排泄問題，就可以試著撰寫「排尿日誌」。

排尿日誌可用來記錄排尿時間、尿量、有無漏尿、漏尿量、漏尿情況、飲水量、進食內容、進食時間，一次記錄3天的份量，就能確認自己的排尿模式（90頁提供了排尿日誌表格模板）。藉由清楚記錄的排尿日誌，我們可以正確地掌握自己是否有頻尿或漏尿問題。帶著排尿日誌前往泌尿科，也有助於診斷與治療。

不過，應該有許多人不喜歡使用量杯或電子秤計算尿量，而且外出時也很難撰寫排尿日誌。因此我為大家設計了簡易的排尿日誌，幫助大家檢視有無漏尿或頻尿問題。

如果您有排尿方面的煩惱，請務必試試看撰寫這個簡易型排尿日誌。排尿次數的多寡除了與腎臟、膀胱及身體狀況有關之外，也與飲水量、排汗量、氣溫、是否攝取利尿飲料、不安、緊張有關。**此外，擔心漏尿的人常常因為「害怕漏尿而不斷跑廁所」，所以就算不是真的想上廁所，也會不斷跑廁所。撰寫排尿日誌可以了解自己的排尿模式，也有機會改善頻尿問題**。

再者，簡易型排尿日誌能與預防漏尿訓練搭配。大家可以像是寫日記一般，在備註欄寫下訓練感想、次數以及對於排尿模式的發現。

等過一段時間再回顧紀錄，就能感受到訓練效果，減少一些排尿煩惱。

基本的排尿日誌

		起床時間　：
年　月　日		就寢時間　：

時間	尿量 (mℓ)	突然想上廁所或覺得內臟下垂	漏尿 (有的話打○或記錄尿墊重量)	水分攝取量 (mℓ)	備註
(填寫範例) 6：00	120	○			
(填寫範例) 6：30				300	早餐 (味噌湯、綠茶)
：					
：					
：					
：					
：					
：					
：					
：					
：					
：					
：					
：					
：					
：					
：					
：					
：					
：					
：					
：					
：					
：					

每日的

總尿量、排尿次數	急著上廁所次數	漏尿次數	水分總攝取量
mℓ 次	次	mℓ 次	mℓ

※記錄從就寢到隔天早上起床的排尿次數與排尿量後，再於隔天早上填寫總尿量與排尿次數的統計欄位。
※這張表格請影印使用。

MIKKO式 簡易型 排尿日誌

	（填寫範例） ○年 △月 □日 起床時間 6:00 就寢時間 22:00	年 月 日 起床時間 : 就寢時間 :	年 月 日 起床時間 : 就寢時間 :	年 月 日 起床時間 : 就寢時間 :
早上起床到晚上睡覺間的排尿次數	正正正 11 次	正正正 次	正正正 次	正正正 次
晚上睡覺到早上起床間的排尿次數	正正正 1 次	正正正 次	正正正 次	正正正 次
突然想上廁所的次數	正正正 6 次	正正正 次	正正正 次	正正正 次
大量漏尿的次數	正正正 1 次	正正正 次	正正正 次	正正正 次
稍微漏尿的次數	正正正 3 次	正正正 次	正正正 次	正正正 次
備註欄（做了哪項預防漏尿訓練的編號、實踐內容、感想、關於排尿的大小事）	完成的預防漏尿訓練 ① ② ③ ④ ⑤ ⑥ ⑦ ⑧ 覺得骨盆底肌變得緊實 就算很想尿尿，也能忍到廁所再上	完成的預防漏尿訓練 ① ② ③ ④ ⑤ ⑥ ⑦ ⑧	完成的預防漏尿訓練 ① ② ③ ④ ⑤ ⑥ ⑦ ⑧	完成的預防漏尿訓練 ① ② ③ ④ ⑤ ⑥ ⑦ ⑧

※每次去廁所或是漏尿時，都以「正字」記錄次數。
※記錄從就寢到起床之間的排尿次數之後，於隔天早上統計並填寫次數。
※這張表格請影印使用。

解決對骨盆底肌造成沉重負擔的肥胖與便祕問題，找回健康生活

腹部的重量會壓在膀胱與骨盆底肌上，間接造成漏尿與頻尿問題。除了懷孕這種腹部突然變重的特殊時刻之外，如果因為肥胖與便祕讓腹部變得沉重，就會對支撐腹部的骨盆底肌造成負擔。

肥胖的類型有很多，若屬於內臟脂肪過高的內臟型肥胖，重重的脂肪就會壓在骨盆底肌上，出現漏尿問題的風險也會因此大幅增高。若以「腰圍（公分）÷臀圍（公分）」算出的腰臀比為標準，女性大於等於0.9、男性大於等於1.0，就屬於內臟型肥胖。腹部脂肪會比常人更多，需更注意漏尿問題。

肥胖除了會造成漏尿或頻尿問題，還會導致罹患糖尿病、高血壓、動脈硬化、腦血管疾病（腦中風、腦溢血）、心血管疾病（心肌梗塞、心臟衰竭）、

睡眠呼吸中止症、癌症、老年痴呆症的風險增高。尤其是腦血管疾病或是心血管疾病的患者，一旦病發，生活將瞬間變成灰色，生命也會受到病魔威脅，或是需要長期受人照顧。一般認為，以「體重（公斤）÷〔身高（公尺）×身高（公尺）〕」算出的BMI（身體質量指數）太高或太低都不健康，而BMI超過25的人就算是肥胖。此外，就統計數值而言，理想體重（身高（公尺）×身高（公尺）×22）是最不容易罹患疾病的體重。建議大家在實踐預防漏尿訓練時，順便改善飲食與運動等生活習慣。

另一方面，便祕也會對骨盆底肌造成沉重負擔。便祕的大便又硬又重，而且便祕的人通常都會用力排便，「過度用力」也會對骨盆底肌造成傷害。尤其骨盆底肌總是相當緊繃、很難放鬆的人一旦腹部用力，肛門便會跟著收縮，骨盆底肌也會因此遭受嚴重損傷。腹部用力、增加腹壓，並讓肛門張開，才是正確的「用力方式」。

透過預防漏尿訓練，我們就能在必要時收縮與放鬆骨盆底肌。

了解正確的陰部清潔，守護私密部位

陰部的清潔方式屬於個人的私密行為，一般很少會有人教導，所以大部分的人都是從小開始就用自己的方式清潔。不過，如果以錯誤的方式清潔，可能導致私密部位受傷，需要特別小心。

大家在排便之後，都是從哪個方向擦拭臀部的呢？正確做法是由前往後（從尿道擦向肛門）。如果從後面往前擦，肛門附近的細菌就會附著在尿道口，進而造成膀胱炎或是尿道感染等問題。

清潔陰部固然重要，但陰部也是黏膜外露的敏感部位，因此千萬不能用力擦拭或過度清洗。**擦拭陰部時，建議大家用按壓的方式，也就是用衛生紙或毛巾輕輕地按在陰部上面，吸乾水分就好。**

陰道具備自我清潔功能，其內部菌叢能讓陰道保持弱酸性，避免細菌入侵或是繁殖。所以若是連陰道內部都用力清洗，就會連菌叢都被洗掉。如此一來，就會導致壞菌孳生，出現惡臭或搔癢的感覺。

此外，**衛生棉或防漏尿墊就算沒弄髒，也應該在上完廁所後定期更換**。因為在使用衛生棉或防漏尿墊的情況下，流汗可能導致陰部悶熱，使細菌在上面繁殖或外陰部感染細菌。

為了了解身體狀態，建議大家養成每天檢視分泌物的習慣。分泌物的多寡因人而異，且會隨著生理周期或健康狀況而變化，有時能從分泌物發現性病或是癌症等疾病。一旦發現氣味、顏色、質感與平常不同，建議到醫院接受檢查，千萬不要只想著透過成藥解決症狀。

接下來是
人生百年時代，
讓我們每天都保持
開朗的心情與活力吧！

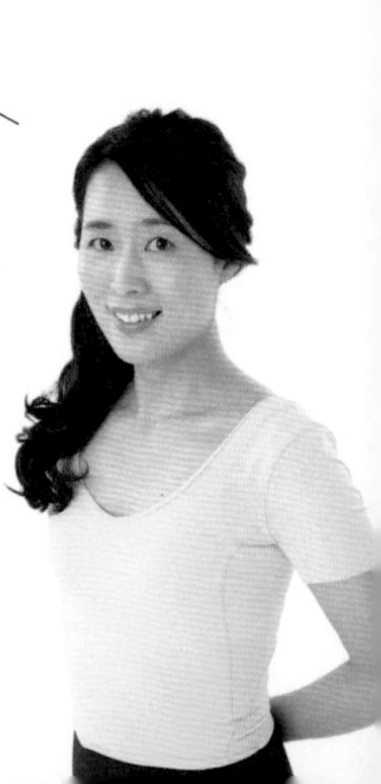

再也不害怕外出！
跑廁所的次數銳減！
成功解決漏尿問題的經驗談

經驗談①與②已收錄於14-17頁

隆起的小腹變得平坦！不再有突如其來的尿意及頻尿問題

I・I小姐 42歲 家庭主婦 東京都

我分別在27歲與30歲的時候生了小孩。生完二胎後，不知道是不是因為我沒有使用骨盆帶，開始出現漏尿問題。不管是站起來還是打噴嚏的時候，都會突然漏尿，害得我不斷跑廁所，但一直不懂為什麼會這樣。

我之所以會上MIKKO老師的線上課程，除了希望改善漏尿問題，也想找回身體的曲線。

課程採一對一的方式進行，能夠清楚感受自己愈來愈熟悉每項訓練動作。此外，MIKKO老師的口號十分清楚，例如老師常常會說「像是能看到褲子的花紋」，這讓初學者的我也能知道該怎麼跟著做，而且做得很開心。

當我開始實踐預防漏尿訓練後，不只體重減少了３公斤，外表也明顯改變許多。比方說，原本隆起的小腹變得平坦，若從側面看，明顯變成薄片人了。

要不是實踐了這項訓練，我真的不知道自己有腰部反折的問題，也不知道自己站著時重心傾向前方。當我知道要將重心放在後方之後，不只站姿變得正確，也會自然而然地腹肌出力、使腹部變緊實。更重要的是，解決腰部反折並矯正站姿之後，我的漏尿問題也跟著消失了，跑廁所的次數變得跟一般人一樣。

透過每天實踐訓練，我慢慢感受到骨盆底肌在哪裡，並明白了骨盆立起的感覺。雖然過程中花了一些時間，但確實得到了想要的成果。因此相信各位只要願意每天花點時間實踐這些訓練，最終一定也能得到自己想要的結果！

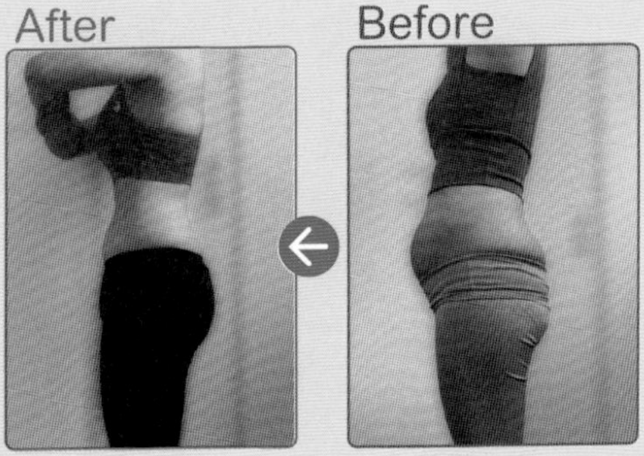

腰圍
−8cm (73cm ➡ **65cm**)

體重
−3kg (50kg ➡ **47kg**)

體脂率
−2% (32% ➡ **30%**)

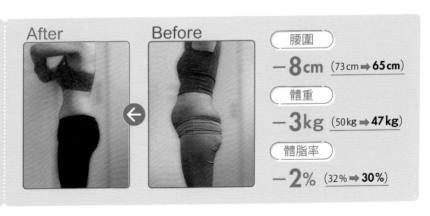

成功解決
漏尿問題的
經驗談 4

鍛練骨盆底肌就能解決漏尿問題！不只姿勢變正確，腰圍也變細了

Y・K小姐 51歲 體適能教練 福岡縣

其實我在成為預防漏尿訓練的受測者前，根本不覺得自己有漏尿問題。我之所以嘗試做這項訓練，只是希望腰圍能變得更細一點。不過，當我開始實踐預防漏尿訓練之後，才發現內褲沾到髒汙的次數減少了，也才知道「原來我一直都有漏尿問題」。

首先，聽完ＭＩＫＫＯ老師的解說後，我才發現2個問題。其一是我的骨盆底肌一直都很弱。所以我開始在日常生活中試著讓骨盆立起來，或是收緊大腿內側、刻意拉提骨盆底肌。我一開始必須臀部或大腿出力才能順利拉提骨盆底肌，但是訓練一段時間之後，我慢慢地能夠感受到自己的呼吸及內

核心肌群（位於身體內部，支撐軀幹的肌肉），並順利地拉提骨盆底肌。實踐不到一個月，我就發現自己的姿態變得更正確，腰圍也變得更細。

另一個發現的問題是，我一直都沒用到背部肌肉。當我開始實踐預防漏尿訓練之後，才時常留意是否挺直背部、知道如何使用背肌完成一些日常動作。慢慢地，我連背部都變得很有線條，體重與腰圍也都減到理想數字。肌肉若是不常使用，就會愈來愈退化。只要習慣操作預防漏尿訓練，就會覺得很簡單。

我打算繼續做下去，讓自己變老之後也能擁有美麗而健康的身體！

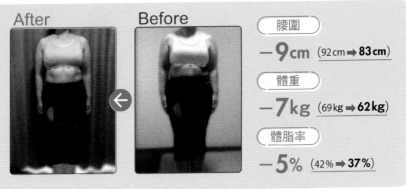

After

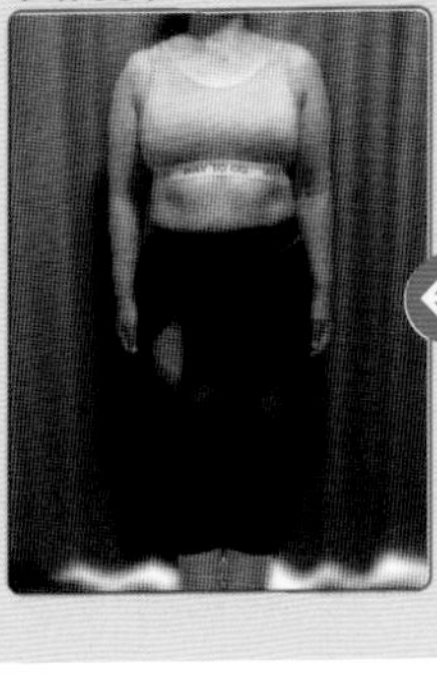

Before

腰圍

−9cm（92cm ➡ **83cm**）

體重

−7kg（69kg ➡ **62kg**）

體脂率

−5%（42% ➡ **37%**）

成功解決
漏尿問題的
經驗談 5

透過預防漏尿訓練及排尿日誌
大幅改善突如其來的尿意與漏尿問題

K・W小姐 68歲 家庭主婦 三重縣

差不多是在1年多前吧？我開始有漏尿問題，有時甚至會突然很想尿尿，結果來不及衝進廁所就漏尿了。因為不知道什麼時候會想上廁，每當外出時，我就算不想尿尿，也會每隔2小時就去廁所一趟。我跟MIKKO老師坦白這些煩惱之後，老師便邀請我成為預防漏尿訓練的受測者。

最初的一個半月，我除了實踐預防漏尿訓練之外，每天都會撰寫排尿日誌。透過實踐預防漏尿訓練，我發現自己的腹肌實在弱得可憐。隨著每天規律的訓練之後，我開始覺得肌肉慢慢長出來了。

撰寫排尿日誌需要記錄每天的排尿次數、突然想去廁所的次數、漏尿的次數與漏尿的量。剛開始的時候，我每天大概會出現5～8次急得衝進廁所的情況；但是1個月之後，我急得衝進廁所的次數減少至一天1～3次，漏尿問題也得到改善，幾乎沒有滲漏的情況了。

對我來說，MIKKO老師教的呼吸法真的幫了大忙。每當我想上廁所時，只要收緊骨盆底肌，同時搭配這個呼吸法，就會覺得肌肉像是蓋子一樣，堵住了快要滲出的尿液。

受測期間結束後，我也繼續實踐預防漏尿訓練。雖然為了不時之需，我還是會使用防漏尿墊，但這其實已經無用武之地了。儘管偶爾還是會很想上廁所，但只要收緊骨盆底肌，這種感覺就會消失，所以也不再害怕外出！

2月度　排尿日誌

	8日	9日	10日	11日	12日	13日	14日
	火	水	木	金	土	日	月
朝起きてから寝るまでの尿の回数	8	7	9	8	7	7	7
夜寝てから起きるまでの尿の回数	1	2	1	1	2	1	1
急に尿がしたくなった回数	5	6	8	7	5	5	6
尿が漏れた回数　多い量	多2	多5	多6	多6	多3	多3	多4
少ない量	少3	少1	少2	少1	少2	少2	少2
1日の総排尿量（深夜0時から）	1300	1350	1460	1320	1370	1320	1340

3月度　排尿日誌

	22日	23日	24日	25日	26日	27日	28日
	火	水	木	金	土	日	月
朝起きてから寝るまでの尿の回数	8	7	7	7	8	6	6
夜寝てから起きるまでの尿の回数	1	1	2	2	1	1	2
急に尿がしたくなった回数	2	2	1	2	2	2	1
尿が漏れた回数　多い量	多2	多0	多0	多0	多0	多0	多1
少ない量	少0	少2	少1	少2	少2	少2	少0
1日の総排尿量（深夜0時から）	1490	1400	1460	1430	1450	1370	1440

這是K小姐的排尿日誌。最初突如其來的尿意與漏尿的次數都很多，但在經過1個月的預防漏尿訓練之後，情況便大幅改善了。

成功解決漏尿問題的經驗談 6

改善使陰部沉重難受的子宮脫垂！跑廁所次數減少，生理痛也減輕了

J．D小姐　42歲　家庭主婦　東京都

我的母親與奶奶都有子宮脫垂問題。子宮脫垂是支撐子宮的肌肉與韌帶變鬆，使子宮往下滑落的疾病。

我在生完二胎之後，也很擔心子宮脫垂的問題。婦產科醫師建議我「做骨盆底肌體操，就能有效預防子宮脫垂」，所以我便開始尋找正式課程，最終成為MIKKO老師的預防漏尿訓練受測者。

其實我白天時沒什麼問題，但是一到晚上子宮就會往下滑，覺得陰部變得沉重難受。而我學到能有效解決這個問題的訓練，就是「溜滑梯」（58頁）。只要一抬起腰部，就會覺得下垂的子宮回到原本的位置。晚上進行這項訓練

之後，就不會再覺得陰部沉重，下腹部的疲勞也跟著消失，讓我可以一覺到天亮。

不僅如此，我持續實踐預防漏尿訓練2個月之後，感到骨盆底肌變得更強壯了，這也減緩了陰部的不適感。

與此同時，我跑廁所的次數也減少許多。我以前一天要跑10幾次廁所，半夜也至少得上1次廁所，現在變成一天只需要上7～8次，而且不再需要半夜起床上廁所了。這除了與骨盆底肌變強壯有關，還因為改善了會壓迫膀胱的子宮下垂問題。

另外一個驚喜則是生理痛減輕不少。不知道是不是因為姿勢變得正確、骨盆底肌變得強壯，經期期間的肚子痛問題減緩許多，整個人都變得輕鬆了。

更令人開心的是，我的腰圍還瘦了3公分！

為了預防子宮脫垂，我會繼續實踐這項訓練的。

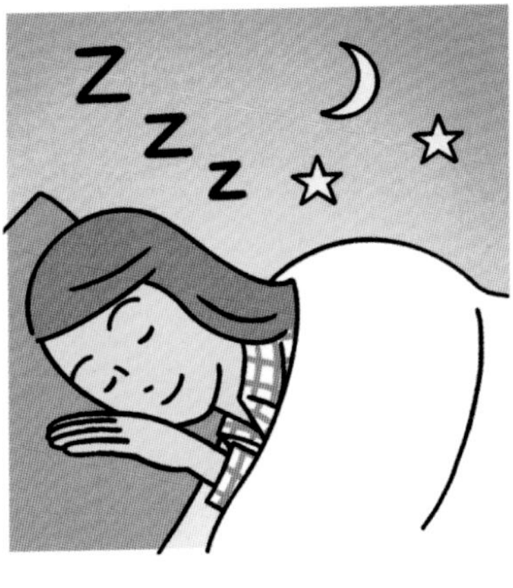

半夜再也不用起床上廁所，
每晚都能睡個好覺。

預防漏尿訓練
能有效改善姿勢以及修飾身型！

撰寫本書之前，我先請學生擔任了預防漏尿訓練受測者，請她們在3個月內盡可能每天實踐預防漏尿訓練，並在開始訓練前後拍攝全身照片，透過問卷調查三圍、體重、體脂肪的變化。先前介紹的所有受測者都是我的學生。

雖然這些經驗談中，起初會開始實踐預防漏尿訓練，都是為了改善漏尿與頻尿的問題，但其實**預防漏尿訓練也能有效減重與修飾身型**。

在此為大家介紹3位受測者訓練前後的照片。

各位請特別注意一個關鍵：這3位受測者的姿勢變化。

當受測者懂得**透過預防漏尿訓練正確使用內核心肌群之後，除了能在訓練的時候正確使用核心肌群，平常站著或坐著時也會開始能夠讓內核心肌群動**

起來。

如此一來，不僅能明顯改善姿勢問題，腹部與臀部也變得不再鬆垮。在所有受測者中，這3位受測者尤其變得苗條，原本突出的小腹也變得平坦了。

After　Before

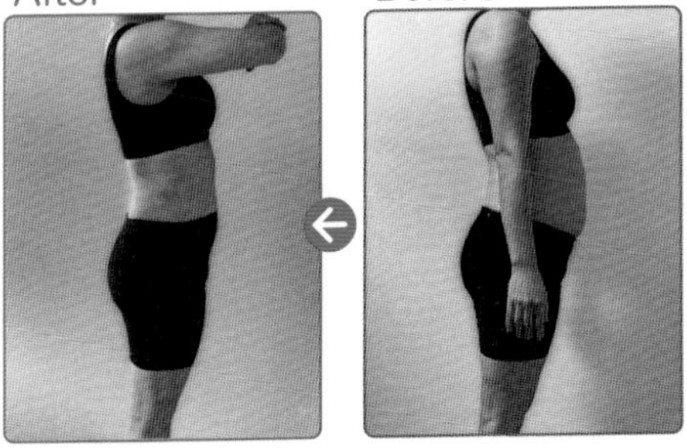

E・Y小姐　39歲　上班族

腰圍　−12cm（91cm➡79cm）

改善腰部反折，微突的小腹也變得平坦！

After　Before

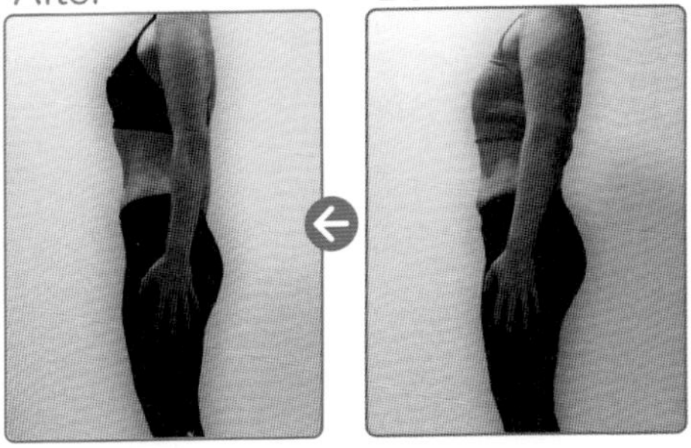

Y・T小姐　52歲　家庭主婦

腰圍　−11cm（73cm➡62cm）

體脂肪掉了5%（27%➡22%）！

After　Before

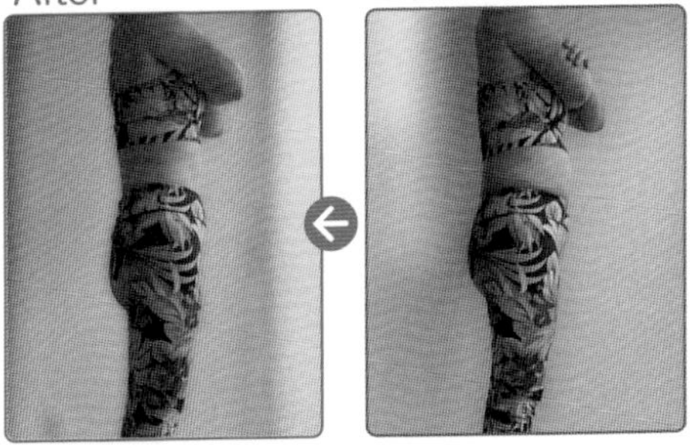

N・T小姐　56歲　自由工作者

腰圍　−7cm（80cm➡73cm）

臀部變翹，身型變得更苗條緊緻！

結語

感謝各位讀到最後。您是不是也想試試看預防漏尿訓練了呢？

如果有心試試看，建議大家從今天開始！

最後要介紹在持續進行這項訓練時最重要的「3個原理」。這3個原理能幫助大家以最有效率的方式進行各種訓練。

首先，實踐預防漏尿訓練時最重要的就是「特異性原理」，**也就是「透過訓練刺激特定部位，才會出現明顯效果」**。預防漏尿訓練也會鍛練到骨盆底肌之外的肌肉，但還是請大家先**將重心放在「抓住骨盆底肌動起來的感覺」上**。一開始可能無法察覺骨盆底肌是否有動起來、擔心自己到底有沒有做對，此時不妨重新閱讀本書，或是看看附贈的課程影片，每天持之以恆地進行訓練。久而久之，應該就能抓住骨盆底肌動起來的感覺了。

第2個原理是「過度負荷原理」。**長期訓練之後，若是不加重負擔，訓練的效果就會愈來愈差，肌肉與肌耐力也不會增加**。本書將訓練分為3週，逐漸加重負荷。大家熟悉這些簡單動作之後，可以再試著挑戰難度稍高的動作，或是增加訓練的種類，讓自己的肌肉多增加一些負擔。

第3個原理是「可逆性原理」，也就是**「一旦不再繼續訓練，就會打回原形」**的意思。有些人會在看到效果後就停止訓練，但建議大家還是要繼續訓練。肌肉只要經過鍛練就會變強，但是停止鍛練就會漸漸變回原本的模樣。

年紀只是數字，而老化則是身心都會變得衰老。**每個人的年齡都以相同的**

速度增加，但是老化的速度除了與遺傳有關，還可以透過日常的運動、飲食、保養與思考來延緩。

日本進入超高齡社會（65歲以上的人口佔總人口21％以上）已經10年有餘，今後應該會有不少人活超過100歲吧。但願本書能幫助各位讀者，在這個人生百年的時代活得開心又健康，延長健康壽命的同時度過幸福人生。

二〇二二年十月吉日

護理師、個人教練　ＭＩＫＫＯ

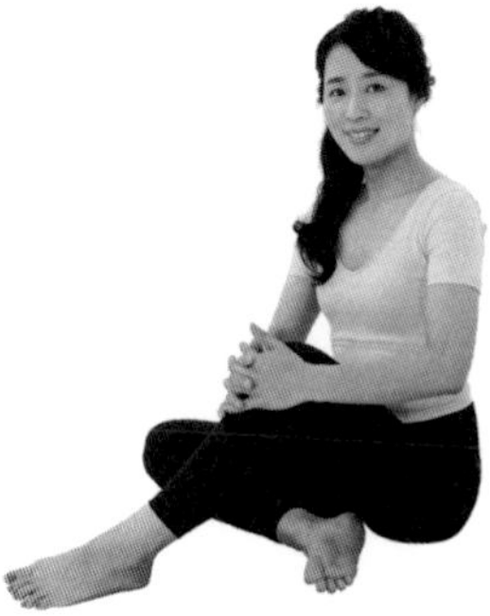

MIKKO

護理師、個人教練、皮拉提斯與瑜珈指導老師，也是兩個兒子的媽媽。人生任務是帶著大家運動，讓更多人享受健康人生、延長健康壽命。長年在東京都中央區公共設施（中央區立濱町綜合運動中心、中央區立月島公共設施）的教室擔任講師。近年來，於日本國內規模最大的技能分享市場「Street Academy」大受歡迎，並在Street Acdemy 2021獲頒最多學員獎、最多回頭客獎、最優秀講座獎（Street Academy https://www.street-academy.com/steachers/299211）。以解剖學理論為基礎，從護理師觀點指導使用身體的方法，親切的教學方法深受學員好評。

Instagram @moredome_mikko
YouTube 「CHOPI CHANNEL」

重返年輕肌力
護理師親授提高骨盆&緊實核心肌群術

出　　版／楓葉社文化事業有限公司
地　　址／新北市板橋區信義路163巷3號10樓
郵政劃撥／19907596 楓書坊文化出版社
網　　址／www.maplebook.com.tw
電　　話／02-2957-6096
傳　　真／02-2957-6435
作　　者／MIKKO
翻　　譯／許郁文
責任編輯／邱凱蓉
內文排版／謝政龍
港澳經銷／泛華發行代理有限公司
定　　價／350元
出版日期／2024年3月

國家圖書館出版品預行編目資料

重返年輕肌力：護理師親授提高骨盆&緊實核心肌群術 / MIKKO作；許郁文譯. -- 初版. -- 新北市：楓葉社文化事業有限公司, 2024.03　面；　公分

ISBN 978-986-370-655-7（平裝）

1. 泌尿生殖系統疾病 2. 運動健康
3. 健身操

415.8　113000652